難病療養者のこころ
心理臨床と生命倫理の視点から

鎌田依里
峯村優一

創元社

は じ め に

　2022年現在、身体疾患を抱えて生きる人への心理的な支援の重要性を医師も実感し、医師が臨床心理士と手を取り合って、身体疾患を抱えて生きる人への医学的支援および心理的支援をおこなっています。また、医学部でも臨床心理学を教えるようになっています。

　身体疾患を抱えて生きる人には、もちろん難病を抱えて生きる人が含まれます。難病を抱えて生きる人にかかわる際、医学的な知識は必要不可欠です。だからこそ、筆者は、臨床心理学だけではなく、医学的なことについては医師から、日常看護については看護師から、遺伝や免疫等各種検査のことについては臨床検査技師から、意思伝達装置については製作者から等、多職種の専門家との連携を深めることが大切だと考え、これらの専門家との対話を進めてきました。

　難病を抱えて生きる人の支援に携わっている医療者ともたくさん話をしました。他の臨床心理士とも話をしてきましたが、心理臨床の世界では、難病を抱えて生きる人への支援をおこなう人が少ない現状にあることを実感しています。臨床現場においては、地域やその医療現場の置かれている状況によっては支援体制が十分に整わないこともあり、難病を抱えて生きる人の支援の在り方について、まだわからないことが多くあります。支援の在り方を模索する中で、「いのち」をめぐる倫理的側面について考える必要性を感じるようになり、倫理学者とも話をするようになりました。

　臨床心理士としてのこれまでの臨床上の経験を踏まえ、臨床心理士と倫理学者が対話をする中で、難病を抱えて生きる人への心理的支援、またその人を取り巻く状況における倫理や規範等の側面を明らかにし、臨床の現場における問題を軽減するための一助となればよいという想い

で、本書を書き始めました。難病を抱えて生きる人の人生に寄り添いながら共に生きていきたいと願いながら。

　本書は単なる概念的な説明ではなく、難病を抱えて生きる人の生きざまにより適用できるような形で、心理と倫理に関する事柄を明らかにしています。単なる学問上の書物ではなく、机上の空論や理想論でもない、実際の臨床で生じている出来事を踏まえ、「自分の人生を一生懸命に生きている人」や「自分の人生をどのように全うするかを真剣に考えている人」が読んで、多少なりとも役立つような内容になることを心がけ、執筆されています。

　また、難病を抱えて生きる人の心理的支援、倫理的問題を深く考える中で、「生きるとは何か」「病いを抱えて生きるとは何か」「死ぬとは何か」等の壮大な疑問に対する解決策や答えが少しでも見つかるのではないかという想いや期待が込められています。人間が、いかに生きるかということと、いかに死ぬかということは表裏一体です。しかし、「いかに生きるか」ということと「ターミナルをどう生きるか、いかに死ぬか」の両方を1冊の本で十分に書き切ることはできません。それゆえに本書では、難病を抱えて生きることになった人が「いかに生きるか」ということに焦点を当てました。本書のタイトルは、『難病療養者のこころ』となっていますが、内容は、特に神経・筋疾病を抱えて生きる人に関係するものが多くなっています。

　本書を手に取った方が、少しでも難病を抱えて生きる人のこころにふれて、理解を深めてくださること、そして、本書が身近にいる難病を抱えている人のためになれたらと、切に願います。

目次

第3部　難病支援の心理臨床

第 1 部

第 1 部

難病支援の背景と
療養者のこころ

第 1 章

難病療養者への支援の概要

Keywords

日本の難病対策、スモン、多職種のかかわり、難病法、相談支援事業、特定
医療費（指定難病）制度、患者会

　本章では、難病療養者への支援に携わる前提として、法律を含め、こ
れまでの難病療養者への支援の概要を確認する。

1. 日本における難病対策

　日本において難治性疾患、希少疾患、難病に関する法規定は1972年
に制定されており、これがわが国の「難病対策制度」の始まりと言える。
アメリカの希少疾患対策法の施行（2002年）や欧州連合理事会勧告（2009
年）と比較しても、わが国の難治性疾患、希少疾患、難病に対する対策
が世界的に早くからおこなわれていたことがわかる[1]。「原因不明、治
療方法未確立であり、かつ、後遺症を残すおそれが少なくない疾病であ
りながら、希少であるがゆえに社会的注目度が低い疾患に光を当て、国

---

1) 諸外国の難病対策については巻末の資料を参照のこと。

の政策として疾患を指定して、調査研究をおこなう」ことと、「医療や社会保障面で難病療養者の救済をおこなっていく」という2つの内容が含まれた対策である[2]。

（1）難病対策の経緯

　1955年頃（昭和30年代前半）に原因不明の腹部症状に続発する新奇視神経脊髄炎が発生し、1963年頃から全国各地で大流行した。その奇病は、1964年にスモン[3]と命名され、原因究明や治療法確立に向けた研究事業を開始したことが日本における難病対策の契機とされている。スモンは下痢や腹痛等の腹部症状に続いて足先からしびれが上行し、重症例では数週間で歩行障害や視力障害、けいれん等が出現する重篤な神経疾患で、地域や家族内に集団発生したため、伝染性疾患の疑いももたれ、自殺者[4]も出て大きな社会問題となった。

　この原因不明の疾患に対して、1964年度から研究が開始され、1969年にスモン解明のための大型研究班――スモン調査研究協議会――が組織された。それ以降、大型研究班によるプロジェクト方式の調査研究が進められた。1970年に研究班よりスモンと整腸剤キノホルム[5]との関連について示唆があり、厚生省（現・厚生労働省）がキノホルム製剤の販売などを中止すると新規患者の発生は激減した。社会保険審議会（当時）

2）辻他，2015.

3）スモンとは整腸剤キノホルムによる中毒性神経障害である。スモンがまだ謎の奇病であったときに、亜急性に進行し、脊髄障害、視神経障害、末梢神経障害を起こす病気を意味するsubacute myelo-optico-neuropathyと命名され、その頭文字をとってSMONと呼ばれるようになった。昭和30年代に突如出現し、日本全国で大流行した。それまで知られていなかった新興疾患で伝染病説が出たこともあり、大きな社会問題となった。最終的にキノホルム使用禁止により速やかに新規発生が終焉した。

4）最終的に発症患者数1万人以上、死者は自殺者も含めて650人以上に上った。スモンが「薬害の原点」と言われるゆえんである。

は、1970年10月、厚生大臣の諮問（「医療保険制度の抜本的改正について」）に対し、「原因不明でかつ社会的にその対策を必要とする特定疾患については、全額公費負担とすべきである」との答申をおこなっている。1971年4月に厚生省内に難病対策プロジェクトチームが設置され、難病対策の考え方、対策項目等について検討をおこない、1972年10月には「調査研究の推進」「医療施設の整備」「医療費の自己負担の解消」を3本柱とする「難病対策要綱」がまとめられた（図1-1）。また、これらの難病についての集中審議の答申を受ける形でスモン対策費が予算化され、厚生省（当時）は1971年度からスモンの入院患者に対して月額1万円を治療研究費の枠から支出することとした。これが指定難病の医療費公費負担の始まりである。

　このような経緯で制定された難病対策要綱であるが、どのような疾患を難病とするかについて定義することから始まった。1972年当初は、スモン、ベーチェット病、重症筋無力症、全身性エリテマトーデス、サルコイドーシス、再生不良性貧血、多発性硬化症、難治性肝炎の8疾患に対して、①調査研究の開始、②医療施設の整備、③医療費の自己負担の解消といった3つの対策を始めた（下線のある疾患は医療費助成の対象）。1974年には10疾患が対象となり、患者数は17,595人であった。特定疾患治療研究事業（旧事業）における様々な課題を踏まえ、難病対策の見直しについて厚生科学審議会疾病対策部会難病対策委員会や社会保障・税一体改革の議論の場において審議がおこなわれた。

5）当時、下痢や腸疾患を適用疾患として日本全国で広く使用されていた整腸剤。腸管からは吸収されない安全性の高い薬とうたわれ、手術前の腸管殺菌目的でも大量投与されていた。実際には腸管から吸収されて中枢神経系にも広く分布し、重篤な神経障害を引き起こした。1970年8月にスモンのキノホルム原因説が提唱され、それを受けて厚生省（当時）は9月に販売停止措置をとったところ、スモンの新規発生は急速に減少し消滅した。疫学調査から、日本で多数の患者が発生した最大の要因は、指示文書を無視して大量投与が長期にわたって続けられたことであると推定された。

難病対策要綱

47年10月
厚　生　省

　いわゆる難病については、従来これを統一的な施策の対策としてとりあげていなかったが、難病患者のおかれている状況にかんがみ、総合的な難病対策を実施するものとする。
　難病対策として取り上げるべき疾病の範囲についてはいろいろな考え方があるが、次のように整理する。

(1) 原因不明、治療方法未確立であり、かつ、後遺症を残すおそれが少なくない疾病
　　(例：ベーチェット病、重症筋無力症、全身性エリテマトーデス)
(2) 経過が慢性にわたり、単に経済的な問題のみならず介護等に著しく人手を要するために家族の負担が重く、また精神的にも負担の大きい疾病 (例：小児がん、小児慢性腎炎、ネフローゼ、小児ぜんそく、進行性筋ジストロフィー、腎不全 (人工透析対象者)、小児異常行動、重症心身障害児)

　対策の進め方としては、次の三点を柱として考え、このほか福祉サービスの面にも配慮していくこととする。

(1) 調査研究の推進
(2) 医療施設の整備
(3) 医療費の自己負担の解消

　なお、ねたきり老人、がんなど、すでに別個の対策の体系が存するものについては、この対策から除外する。

図 1-1　難病対策要綱

（2）「難病法」の成立

2014年2月に「難病の患者に対する医療等に関する法律案」が国会に提出され、同年5月に成立、翌2015年1月1日に施行された。2015年から始まった「難病の患者に対する医療等に関する法律」（以下、難病法と記載）の検討過程においても、1972年の策定と同様に「難病をいかに定義するか」ということから議論が始まった。そして、表1-1のように定義され、2015年7月1日に指定難病306疾患のうち196疾患に医療費助成が実施された。同年9月15日には「難病の患者に対する医療等の総合的な推進を図るための基本的な方針について」（基本方針）が告示され、2016年10月21日には難病対策委員会が「難病の医療提供体制の在り方について」（報告書）を取りまとめ、2017年4月1日には指定難病330疾患のうち新たに24疾患を追加し、医療費助成が実施された。障害者総合支援法対象疾病（2019年7月）361疾患、指定難病333疾患となり、2022年12月現在、指定難病338疾患となっている（図1-2）。年を追うごとに、難病と指定される疾患と難病と診断され療養をしている人の数[6]は増加している。

表 1-1　難病の定義および障害者総合支援法における取り扱い

	指定難病の要件	障害者総合支援法における取り扱い
①	発病の機序が明らかでない	要件としない
②	治療法が確立していない	要件とする
③	療養者数は人口の0.1％程度に達しない	要件としない
④	長期の療養を必要とするもの	要件とする
⑤	診断に関し、客観的な指標による一定の基準が定まっていること	要件とする

厚生労働省（2021）より　　　　　　　　　　　※疾病の重症度は勘案しない

---

6) 厚生労働省衛生行政報告（2020年度末）によると、1,033,770人。

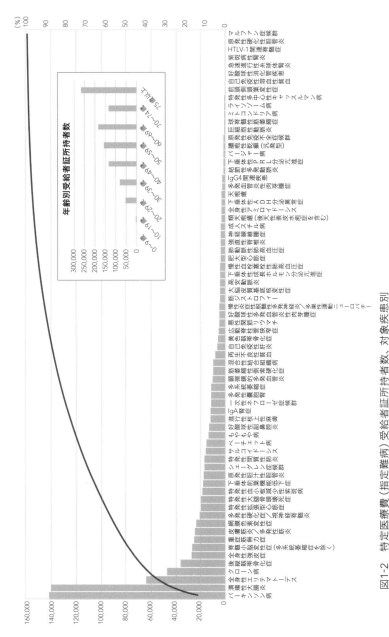

図1-2　特定医療費（指定難病）受給者証所持者数、対象疾患別
338疾患のうち患者数1,000人以上の71疾患を掲載。N=1,033,770。データは厚生労働省衛生行政報告（2020年度末現在）より

（3）特定医療費（指定難病）制度について

　2022年12月現在、指定難病の制度（図1-3）では、都道府県・指定都市から指定を受けた指定医に限り、特定医療費（指定難病）支給認定の申請に必要な診断書を作成できることになっている。特定医療費（指定難病）支給認定に必要なものは、指定難病療養者への医療費支給認定用の申請書に、上記の①診断書（臨床調査個人票）、②世帯全員の住民票の写し、③市町村民税の（非）課税証明書、④公的医療保険の被保険者証のコピーであり、その他、人工呼吸器装着者であることを証明する書類、世帯内に申請者以外に特定医療費または小児慢性特定疾病医療費の受給者がいることを証明する書類、「高額かつ長期」または「軽症高額該当」に該当することを確認するために医療費について確認できる書類等[7]である。

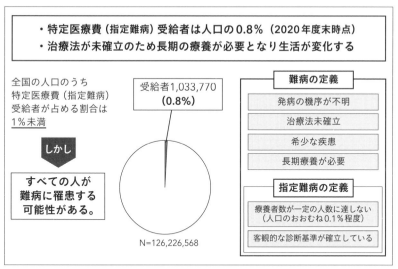

図 1-3　指定難病の制度
データは厚生労働省衛生行政報告（2020年度末現在）より

7）難病情報センターのホームページ（http://www.nanbyou.or.jp/）を参照のこと。申請の詳細については、市町村役場や保健所にも確認をすること。

　難病法による医療費助成の対象となるのは、原則として「指定難病」であると診断され、「重症度分類」に照らして病状の程度が一定程度以上の場合である。この重症度分類は確立された対象疾病の診断基準とそれぞれの疾病の特性に応じた重症度分類が個々の疾病ごとに設定されている。また、1年ごとに特定医療の支給認定の更新が必要である。図1-4[8]で示す通り、難病という範疇に該当する療養者の中でも、障害者総合支援法の対象となる疾患は366疾患であり、さらに指定難病に該当する難病療養者は限られる。

　課題としては、軽症で指定難病療養者への医療費助成制度の認定基準を満たさないため、指定難病の医療費受給者証を有しない難病療養者が存在することや、疾患によって医療費助成がおこなわれない等の不平等感の解消が求められている。また、そのほとんどは極めて療養者数が少ないために、重症でない限り介護の対象として認識されることが少ないといった課題も存在している。

　そして、「難病療養者」というくくりだけではなく、「障碍[9]者」としても生きている難病療養者もいる。難病と障碍の区分は重なり合っている部分が多いと言ってよい（図1-5）。

8）厚生労働省のホームページ（https://www.mhlw.go.jp/stf/seisakunitsuite/bunya/0000084783.html）を参照のこと（2021年11月1日取得）。この図中の障害者総合支援法対象の366疾患の中に含まれる原発性高脂血症（障害者総合支援法）は、家族性高コレステロール血症（ホモ接合体）、原発性高カイロミクロン血症の2つを包含し、これら2つは指定難病に含まれる。図中の障害者総合支援法独自の対象疾病29と指定難病338を足しても366にならないのは、このためである。なお、世界には6,000～7,000種類とも言われる希少疾患がある（2022年12月現在）。日本が制度に組み入れるために難病とした。

9）本書では、法律や施設名、団体名、神経障害といった病状や病名などに関しては「障害」という表記が使われているため、そのまま用いるが、そのほかの箇所については基本的に「障碍」という表記を用いる。

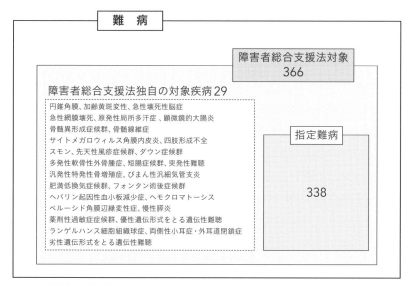

図1-4　難病と指定難病

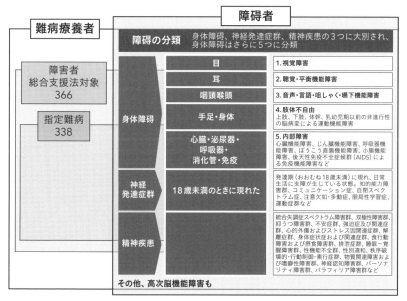

図1-5　難病療養者と障碍者

「障碍の分類」の部分は山口（2018）の図に、世界的に用いられる精神疾患の診断基準DSM（第5版）の概念を当てはめて加筆修正して作成

（4）相談支援事業

　難病療養者への支援は、法律に基づいた事業ではなく、単年度ごとに更新される要綱に基づく事業であった。それまで医療中心であった難病対策事業は、医療費制度において難病療養者の自己負担を生じさせる代わりに、難病療養者の相談支援事業を普及させることを目的として、2003年に難病相談支援センターの設置が始まった。都道府県に設置が進んだ難病相談支援センターは、難病法（2014年）においても療養生活環境整備事業の重要な柱として位置づけられた。2007年には難病相談支援センターは、すべての都道府県（複数設置あり）と15指定都市に計70か所設置されており、2022年7月現在、難病相談支援センターの運営主体は、都道府県別に見ると、行政直営型（21.3%）と委託型（78.7%）に分けられ、設置場所は、庁舎・公営施設（14.9%）、当事者団体（42.6%）、医療機関（34.0%）、その他（8.5%）であり、医療機関と当事者団体の両方に設置しているのは4か所である。主な事業は、各種相談支援をはじめ、地域交流会等の（自主）活動支援、就労支援、講演会・研修会の開催、地域支援対策事業である。

　難病相談支援センターは保健所を中心とした支援機関と連携し、事業実施にあたっては専門職である難病診療カウンセラー（臨床心理士、公認心理師）[10]や、難病相談支援員（保健師や難病支援経験がある看護師等）が数人配置され、協働している難病ピアサポーター（同じ立場の仲間）とは、それぞれの強みを発揮して役割を果たす相互補完の関係にある。人員配置は運営主体により様々で、設置場所とともに各難病相談支援センターの特性と深くかかわっている。

　難病相談支援センターの主な役割[11]は、①相談者が安心・安全に自

10）難病診療カウンセラーは、難病カウンセラーという名称で勤務している場合もあり、また、筆者が2020年に提唱した「難病カウンセリング」（第2章以降を参照）は、難病診療カウンセラーもしくは難病カウンセラーとして勤務をしている臨床心理士がおこなっていると考えてよい。

立して地域で暮らせるように療養上の課題解決を支援する、②相談者の不安や悩み、喪失感・孤立感[12] を軽減し、気持ちを整理できるように支援する、③相談者が適切な支援を受けられるように関係機関へつなぐ、④難病に関する最新情報や地域の情報を収集・整理し提供する、⑤難病ピアサポーターの養成をおこない、ピアサポート活動を支援することである（図1-6）。

　難病相談支援センターは、相談者が安心して語ることができる場となり、難病診療カウンセラーや難病相談支援員は、相談者と一緒に考え、相談者が新たな人生を創るための自己決定を支援している（図1-7）。

　なお、難病法の改正法案が、参議院本会議において2022年12月10日付で可決され成立した。主な改正ポイントは次の通りである。①難病療養者及び小児慢性特定疾病児童等に対する医療費助成について、助成開始の時期を申請日から重症化したと判断された日に前倒しする。②各種療養生活支援の円滑な利用及びデータ登録の推進を図るため、「登録者証」の発行をおこなうほか、難病相談支援センターと福祉・就労に関する支援をおこなう者の連携を推進するなど、難病療養者の療養生活支援や小児慢性特定疾病児童など自立支援事業を強化する。③障害データベース、難病データベース、小児慢性特定疾病データベースについて、障害福祉サービス等や難病療養者などの療養生活の質の向上に資するため、第三者提供の仕組みなどの規程を整備する。

2. 日本における難病療養者を支援する人

　難病療養者の相談を受ける「難病相談会」の起源は、巡回検診にさか

11）川尻, 2019.

12）難病療養者の心理的な特徴として、喪失感や孤立感、孤独感を抱くことが多い。これは難病という病いの特性でもある、「治療方法が未確立である」ことと、「希少である」ことから生じている。

（設置根拠：難病の患者に対する医療等に関する法律　第28条）

事業1：難病医療ネットワーク：難病診療連携コーディネーター

役割：難病の患者に対する医療を提供する体制の確保

（難病の患者に対する医療等に関する法律　第4条第1項に基づく）

・難病医療提供体制の構築

難病の医療等に関する相談窓口
・難病が疑われながら診断がつかない等の患者からの相談
・遺伝子関連検査の実施に伴うカウンセリング等
・学業や就労と治療の両立を希望する患者の医学的面からの相談支援

難病医療提供体制を推進するための研修（テーマ：①神経難病、②就労支援）

難病医療提供体制を具体的に推進するための調整・連携窓口（診療連携、レスパイト入院等）

事業2：難病相談支援センター：難病相談支援員、難病診療カウンセラー

役割	機能	事業内容
・相談者の療養上の課題解決を支援する ・就労支援・就労継続支援 ・関係支援機関へ繋ぐ	・相談支援 ・コミュニケーション支援 ・健康管理と職業生活の両立支援 ・関係支援機関との連携	・相談事業（電話、面談、メール等） ・コミュニケーション支援（訪問指導等） ・就労支援（相談、支援者間連携等） ・医療講演（講話）会の開催 ・専門相談会（障害年金、就労）の開催
・相談者が自分自身で気持ちを整理できるように支援する ・相談者が難病に罹患したために生じた喪失感・孤立感・孤独感を軽減できるように支援する	・相談支援 ・語る場の提供 ・交流の場（同病または同じ立場の方同士）の提供	・相談事業（丁寧な傾聴を心がけた相談対応） ・難病サロンの開催 ・同病療養者の集い（講話＋交流会）の開催
・ピア・サポーターの養成をおこない、活動を支援する ・ピア・サポーターや当事者活動団体（患者会等）と繋ぐ	・ピア・サポーターの養成 ・ピア・サポート活動への支援 ・ピア・サポート・当事者活動との連携	・ピア・サポーター養成研修の開催 ・ピア・サポート活動支援（語り部紹介事業、難病サロン等） ・当事者活動への支援（活動内容への助言、広報に関する協力等）
・地域の支援ネットワークの構築 ・全国の難病相談支援センター間ネットワークの構築	・関係支援機関との連携 ・全国の難病相談支援センターとの連携	・保健所が開催する医療講演会・研修会等、対応困難事例の支援会議、担当者会議への参加 ・研修会・交流会・事例検討会（保健所）開催 ・研修会・研究大会、学会等での発表・参加
・難病に関する最新情報や地域の情報を収集・整理し提供する	・情報発信・啓発活動	・HP・リーフレットなど ・ニューズレター ・パンフレット、冊子などの発行

長期にわたる療養場所を確保するための支援（全県域）
・在宅療養継続困難事例に対する支援（助言、訪問、支援会議参加）
・ALS療養者の受け入れ施設への支援（助言・情報提供等）　＊入所前後
・長期療養が可能な医療機関・施設に関する情報収集・提供

院内療養者への支援（事業1、2）

相談支援
・外来受診時、入院時など随時

診察同席
○目的：療養者が適切な意思決定や自己管理ができるように、受診の場面で医師と必要な情報・意見交換ができるように支援
・主に対応困難事例が対象
院内から支援依頼→診察に同席
・診察内容について理解の促進
・制度などの利用状況の確認・情報提供
・心理面での支援
・支援結果を関係支援者へ報告

地域の支援者との連携（事業1、2）
・保健所保健師・地域支援者と連携
・難病患者就職サポーターと連携した就労支援
・支援会議への出席
・療養場所・就労先への支援者との同行訪問
・地域の支援者への情報提供、助言
・ALS療養者の受け入れ施設の準備・スキルアップのための研修実施

図1-6　難病相談支援センターの役割・機能・事業内容

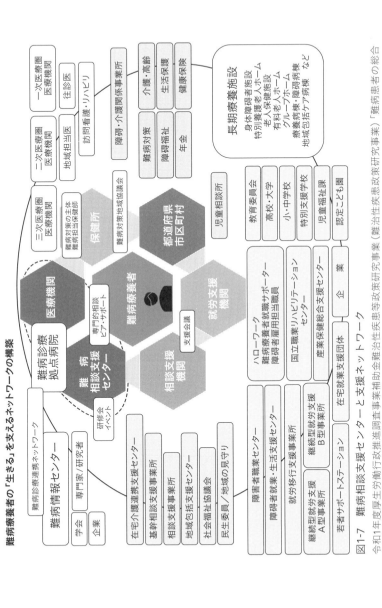

難病療養者の「生きる」を支えるネットワークの構築

図1-7　難病相談支援センターと支援ネットワーク

令和1年度厚生労働行政推進調査事業費補助金難治性疾患政策研究事業「難病患者の総合的な支援体制に関する研究」班（研究代表者=小森哲夫、研究分担者=川尻洋美）による図を一部改変

のぼるとされる。1960年代の難病療養者は、診断もつかず、受診の機会を得ることすら困難な状況にあった。1968年に発足した東京筋萎縮症協会などの「患者会[13]活動」が開始された頃、「患者会活動」への関係者らの尽力により、巡回検診が始まった。このほか、地区医師会における集団検診を開催する動きも見られた[14]。そしてこの巡回検診は、「難病」の診断がつくことと同時に、市民に難病を知ってもらうこと[15]や、多専門職による各種のケア、地域ケアシステムの原型として発展していった経緯がある。

　難病療養者の家族をはじめ、全国の「患者会」、医療従事者、福祉事業者、介護関係者、難病療養者の住む地域社会の様々な人が、難病療養者を支えていると言ってよい。全国各地に存在する様々な難病療養者が運営する「患者会」は、ピアサポーターという形で互いに支え合い、学

---

13) 本書では、病いを患う人という意味の「患者」は、人ではなく病いに焦点が当てられているような感覚があるため、難病という病いをもって自分らしい人生を歩む努力をしているという意味で「難病療養者」と記載する。ただ、患者会という名称については、患者団体もしくは患者会という名称で社会一般には通用しているため、カギかっこをつけて「患者会」と記載する。

14) 一例として、1980年の三鷹市医師会による神経難病無料集団検診等が挙げられる。東京都医師会難病相談会は、難病対策に基づく東京都からの委託事業として、東京都医師会により1992年から2017年まで実施された。

15) 一例として、2012年10月から東京都と都営地下鉄が中心となって、ヘルプマーク活動を推進した。ヘルプマークの配布や優先席へのステッカー標示などで内部障害や難病を含め、義足や人工関節使用者、内部障害や難病療養者、妊娠初期など外見からわからなくても援助や配慮を必要としている人が、配慮を必要としていることを知ってもらえるよう、援助を受けやすくなるように作成したものである。それまでは各都道府県がばらばらにマークを決めており、それでは越境するたびに使えなくなると不便さが疑問視されていたが、ヘルプマーク運動は全国へ波及し、複数の都道府県でもヘルプマークを活用する動きが広がっている。数年前から電車の優先席を示すシートにお年寄り、身体の不自由な方、乳幼児をお連れの方、妊娠している方に加え「内部障害のある方」と記載が増える等、少しずつだが難病と内部障害への啓発も広がりつつある。

び合いながら、専門職と協働して研鑽を積んでいる。

（1）医療機関の専門職

　医療従事者のうち、医師においては、医療の機能分化、専門分化により、①主疾患と合併症を診る医師が異なる場合、②急性期と慢性期（療養期）を担当する医師が異なる場合、③入院時に担当する医師と、療養生活中に訪問する往診医が異なる場合がある。そのため、それぞれの医師は上記の専門化された役割を分担して医療に携わっている。また、大学病院等は特定の医師ではなく数人の医師チームが担当する場合等の様々な支援体制がある。看護師も、①入院中、②外来、③訪問看護、④訪問入浴への同行等、役割は様々である。難病療養者がリハビリテーションを要する場合には、理学療法士、作業療法士、言語聴覚士がかかわり、リハビリの部位に応じた適切な役割を担っている。（管理）栄養士は、入院中の栄養指導のみならず形態食についての訪問指導・相談もおこなう。医療ソーシャルワーカーは難病療養者にかかわる人々や組織への連携窓口として機能している。臨床心理士は上述した多職種と連携をしながら難病療養者自身の想いに寄り添った対応をおこなっている。

（2）公的機関の担当者・専門職

　各都道府県の市役所・区役所等の自治体窓口は、介護保険、障害者総合支援法に基づく福祉サービス等の窓口になっているが、法律運用の上で多くの権限が市町村に委託されているため、自治体によって多種多様な支援がおこなわれる。

　保健所では難病担当の保健師が難病療養者への個別訪問を実施する。介護支援専門員（介護保険のケアマネージャー）は、介護保険利用の際のケアプランを作成するが、介護保険によるサービス利用だけでは不十分な場合があるため、より広範囲の医療ソーシャルワーカーと連携することが多い。相談支援専門員（障害者総合支援法による福祉サービスのケアマネー

ジャー）は、障害者総合支援法による福祉サービスを利用する際のケアプランの作成を援助するが、介護保険のケアマネージャーや医療ソーシャルワーカーとの連携が重要になっている。

　ヘルパー（訪問介護者）は、介護保険による場合と障害者総合支援法による場合があり、難病療養者が一人暮らしの場合には家事援助をおこなうことができる。社会福祉協議会は、介護保険ケアマネージャーの事業所やヘルパー事業所を併設している場合がある。その他、ボランティア組織、難病療養者自身が組織したケアチーム等が難病療養者を支えている例も少なくない。

（3）民間団体等

　2022年12月現在では、公的な機関だけではなく、医師らの起業によって民間でも難病療養者への適切な支援をおこなう場も増加傾向にある。また、各種の「患者会」が加盟し、難病療養者を代表し国会請願をもおこなう日本難病・疾病団体協議会（JPA）にも、臨床心理士や保健師等の専門職が参画するようになり、難病療養者と専門職とが手を取り合って、難病療養者への支援の場を設けようと話し合いを継続し、実践の場を作る準備をしている[16]。このように、医療機関や公的機関だけではなく、難病療養者を取り巻くすべての環境が、難病療養者を支援する「社会資源」となってきている[17]。

16）JPAが製薬会社ファイザーの助成金を受け、全国の難病療養者への漏れのない支援の場を作る計画を立てている。これには難病療養者自身の想いが込められており、「全国難病センター構想」と名づけられた。

17）臨床現場での支援だけではなく、研究という側面からの支援もおこなわれており、インターネットを通じて製薬会社と国立大学法人が共同研究をおこないながら支援するところもある。例えば、難病・希少疾患情報サイト「RareS.」での「患者中心主義に基づく希少疾患研究開発プログラム（https://raresnet.com/special/pcrd2/）」（2022年7月6日取得）等も参照のこと。

（4）心理職

　難病療養者やその家族の心理的なケアを担う専門職として、臨床心理士や公認心理師がいる。彼らが難病療養者にアプローチする方法としては、①入院病棟で難病療養者と会う場合、②保健所と連携して単発での訪問をする場合、③精神科で会う場合、そして④筆者のおこなっている継続の面接である訪問による「難病カウンセリング」という形式で会う場合等がある。難病療養者の支援者と心理職とのかかわりとしては、難病療養者へのかかわりについて心理的な視点から助言をするコンサルテーションとスーパーヴィジョンがある。

　これまで心理職は精神科や緩和ケアでの勤務が難病療養者支援関連では多かったが、2020年からは継続的な難病カウンセリングも始まり、少しずつではあるが臨床心理士が難病療養者やその家族、支援者とかかわる機会が増えてきている。このように、心理職のかかわりは、今後、様々な形をとっていくと考えらえる。

▶ Main Points
☐ 日本の難病対策について理解した。
☐ 日本の難病対策の歴史について理解した。
☐ 日本における難病療養者への支援をする職種について理解した。
☐ 難病相談支援センターの役割について大まかに理解した。

▶引用・参考文献
川尻洋美（2019）．難病相談支援センターの役割　厚生労働科学研究費補助金（難治性疾患等克服研究事業（難治性疾患等政策研究事業（難治性疾患政策研究事業）））総合研究報告書
小森哲夫（2020）．難病ピアサポーター養成研修テキスト　厚生労働行政推進調査事業補助金（難治性疾患等政策研究事業）「難病療養者の総合的支援体制に関する研究」班

厚生労働省（2021）．障害者総合支援法における障害支援区分　難病療養者等に対する認定マニュアル

厚生労働省．治療と仕事の両立支援ナビ　https://chiryoutoshigoto.mhlw.go.jp/forsubject/（2022年12月2日取得）

厚生労働省．難病対策　https://www.mhlw.go.jp/stf/seisakunitsuite/bunya/kenkou_iryou/kenkou/nanbyou/index.html（2022年12月2日取得）

倉澤秀之（2021）．難病対策の取組状況及び今後の方向性について　保健医療科学，70（5），469-476.

松谷有希雄（代表）（2012）．厚生労働省研究事業　今後の難病対策のあり方に関する研究

水澤英洋・五十嵐隆・北川泰久・高橋和久・弓倉整（監修・編集）（2019）．日本医師会　生涯教育シリーズ　指定難病ペディア2019　日本医師会

中山優季・川尻洋美・鎌田依里・日根野晃代（2022）．シンポジウム1「難病相談の軌跡から私たちに投げかけられていること」　第27回日本難病看護学会学術集会発表抄録集

西澤正豊・川尻洋美・湯川慶子（2018）．難病相談支援マニュアル　社会保険出版社

西澤正豊・小森哲夫・原口道子・中山優季・小倉朗子（2017）．難病のケアマネジメント　技とコツ——「介護支援専門員の難病ケアマネジメント実践例に関する調査」結果より　平成29年度厚生労働行政推進調査事業費補助金難治性疾患政策研究事業「難病療養者の地域支援体制に関する研究」

高橋友香里（2022）．国の難病対策の現状と今後について　日本難病医療ネットワーク学会第10回学術集会特別シンポジウム4

特定非営利活動法人知的財産研究推進機構PRIP Tokyo（2011）．難病・慢性疾患フォーラム企画セッション資料集　難病・慢性疾患全国フォーラム2011

辻省次（総編集）西澤正豊（専門編集）（2015）．アクチュアル脳・神経疾患の臨床　すべてがわかる神経難病医療　中山書店

山口泰博（2018）．難病入門——難病と指定難病と障害，その違い　産学官連携ジャーナル，14（4），4-10.

湯川慶子・川尻洋美・松繁卓哉（2021）．難病患者と家族を支援する難病相談支援センターの役割と今後の展望——相談支援からピアサポートまで　保健医療科学，70（5），502-513.

第2章

難病療養者の様々な「自己決定」

Keywords
病気を抱えた身体、最も身近な他者、自己決定、鏡となる存在、セラピスト、正しい情報、医学の知識、医師との協働

　難病療養者は、病状の進行や加齢や合併症等によって、様々な自己決定をおこなうことになる。本章では、難病療養者の身体の状態について知り、自己決定について流れを追って見ていく。

1. 身体、それは「最も身近な他者」

　人は周囲の他者とのかかわりの中で存在し、直接的にも間接的にも他者の世話になって生きている。だからこそ、人「間」という字が成り立っているのであるが、他者とのかかわりは、確かに助けにもなる一方で、悩みの種にもなりうる。他者とのかかわりが悩みの種になったり、他者とのかかわりが難しいと感じたりするからこそ、臨床心理学はその意義をもつと言ってもよいかもしれない。

　他者とのかかわりを考えたとき、われわれ人間にとって、自分の身体は「最も身近な他者」であると言っても過言ではない。なぜなら、身体は自分の意思に反して熱を出したり、疲労感を感じたり、病気になった

りするからである。例えば、大事な試験がある日には絶対に熱を出したくないと思って準備を万全にしていたとしても、感染症に罹患して高熱が出る場合もある。今日は大事な仕事があるから頭をすっきりとさせておきたいと思っても、緊張して眠れなくなって疲労感いっぱいのまま仕事に臨むということもあるだろう。将来、アスリートになろうと思って日々鍛錬していたとしても、突然、身体の不調で、その夢がついえることもあるだろう。これらの例のように、身体は私たちの意思に反して自由にふるまっている、つまり「他者」であると言ってよい。

2. 難病の特徴

　難病の特徴は、身体の異常に気づいてから、確定診断を受けるまでの期間が長いことにある（図2-1）。難病の場合、まず身体の異常に気づき、異常が長く続くことにより近医を受診し、その後、数か所目の医療機関で専門医にたどり着いて、ようやく確定診断を受ける事例が多い。そして聞き慣れない診断名を覚えることから始まり、その診断に至った根拠

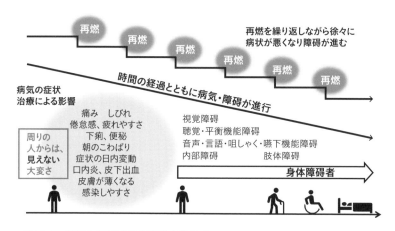

図 2-1　難病の自覚症状と障碍の進み方

（検査数値、再燃の原因等）を確認し、病気の情報を整理することが必要となる。次に、自分の病気の症状や今後どうなるかを、医師から情報提供を受けた上で今後の治療方針を選択する。難病療養者は、これらのことを繰り返しながら、療養生活を送ることになる。しかしながら、難病は希少で病気や治療、療養生活に関する情報は得にくいため、孤立感を感じやすい。十分に医学的な説明のされない具合の悪さが長期間継続され、私たちに非常に大きな影響を与える「最も身近な他者」である自分の身体が、理由も不透明なまま症状を再燃させ、具合の悪さが徐々に進行するため、心身ともに苦境に陥ると言ってもよい。

　悩みや不安を抱え、揺れ動く難病療養者のこころは、他の疾病とは異なる心理過程[1]をたどる。診断後は、病気と向き合うために必要な情報の整理、医師との相談、治療の選択、「今すぐに取り掛からなくてはならないこと」と「先延ばしにしていいこと」など、難病を抱えて生きることになった自分が、「難病をもっていても、自分らしい人生」を送るために、様々な自己決定を次々と迫られることになる。自己決定までの過程は一通りではない。

3. 疾患群別の難病等の特徴[2]

　一口に難病と言っても症状は多種多様である。

---

1) 病いを抱えた人が死ぬまでにたどる心理については、エリザベス・キューブラー・ロス（Elisabeth Kübler-Ross）の著書『死ぬ瞬間』が有名である。疾病により心理状態は個別性をもつことについては、他の先行研究でも徐々に明らかになってきている。筆者も膠原病療養者のたどる心理過程について修士論文で検討をおこなったこともある。ただし、インタビュー調査がほとんどであり、いまだ十分に明らかになったとは言いがたい。継続的な語りから見出される心理過程については、今後検討の余地がある。

（1）神経・筋疾病[3]

　手足の運動が障害され、労働に必要な動作や日常生活上の動作である歩行、食事、排泄、整容等が十分にできなくなる。一般的に治療効果が上がらず、時とともに臥床を余儀なくされ、介護負担が増す。考えたり感じたりする能力は低下しないことがほとんどであり、難病療養者自身の葛藤や介護が十分でないことで不満が生じるが、適切な介助や援助によってQOL（quality of life：生活の質）の向上が期待できる。

（2）消化器系疾病

　炎症性腸疾病では粘血便、下痢、腹痛が慢性的に再発したり治療により改善したりし、緊急手術が必要な場合もある。炎症性腸疾病の難治例や再発を繰り返して入退院を繰り返す例では、同世代の男女と比べ著しいQOLの低下が見られると言われている。

　肝・胆・膵疾病では、門脈圧亢進による食道静脈瘤、腹水、脾機能亢進等の肝不全症状や、皮膚のかゆみ、黄疸等が見られる。

（3）免疫系疾病

　皮膚粘膜症状、腎炎、神経障害等に加え、腸、眼、脳等の多臓器が侵される。日和見感染症と言って、通常はあまり起こらない感染が原因で死亡することがある。全身の血管に炎症が起こる疾病では、いろいろな臓器に虚血症状を起こし、脳、心、腎等の重要な臓器の血流が不全となる。加えて、眼にも症状が出るものもあり、視覚障害にも配慮が必要で

2）この項で述べる疾患群別の難病等の特徴については、厚生労働省（2021）を引用している。

3）医学的には疾病という言葉を使用するため、本章においては疾病としているが、生命倫理学・医療倫理学においては、疾患という言葉を使用するため、本書においては、疾病と疾患という言葉の両方をそれぞれ使用している。

ある。

（4）循環器系疾病

　動悸、易疲労感、浮腫、息切れ等の心不全症状が見られる。心不全症状や不整脈等の症状を変化させるような運動負荷を避けるため、家事の代行等が必要であるとされる。

（5）呼吸器系疾病

　呼吸機能の低下により、運動機能が低下し、階段昇降や肉体労働が困難になる。風邪をこじらせ、肺炎等を合併すると、一気に重篤な状態になるほか、喫煙等の室内外の空気の汚れにより症状は増悪する。

（6）内分泌系疾病

　ホルモンが不足する疾病と、ホルモンが過剰となる疾病がある。ホルモン機能により症状は様々で、変動が大きいものがあることが特徴である。ホルモンが不足している場合は補充をおこない、過剰な場合は働きを抑えることが必要である。

（7）代謝系疾病

　多くは乳児期、幼児期に発症するが、成人になってから発症する人も稀ではない。全身の細胞に代謝産物が蓄積することで、四肢の痛み、血管腫、腎不全、心症状も出現する。

（8）皮膚・結合組織疾病

　外見の変化や合併症により、日常生活が極度に制限されるため、十分な介護が必要になる。皮膚症状に加え、眼、難聴、小脳失調症等の歩行障害を合併する人もいる。

（9）骨・関節系疾病

　神経・筋疾病と同様の症状が起こる。脊髄および神経根の圧迫障害をきたした場合は、手術療法に限界もあり、対麻痺や四肢麻痺を起こす場合もある。

（10）血液系疾病

　貧血による運動機能の低下、止血機能をもつ血小板の減少による出血傾向等が見られる。血小板数によって日常生活の中での活動度を考慮する必要がある。特に、原発性免疫不全症候群では、感染の予防と早期治療が必要である。常に、皮膚、口腔内等を清潔に保ち、発熱、咳、鼻汁等、風邪のように見える症状でも診察を受ける必要がある。

（11）腎・泌尿器系疾病

　たんぱく尿や血尿が見られたり、尿が出なかったり、少なかったりすることがある。腎機能や疾病のタイプに応じて、食塩やたんぱく制限等の食事療法が必要となる。

（12）視覚系疾病

　視野が狭くなったり、夜間や暗い部屋での視力が極端に低下したりすることがあり、失明に至る場合もある。視覚障碍者としての介護が必要となる。

（13）聴覚・平衡機能系疾病

　眩暈を引き起こす疾病では、強い発作が起こった場合に入院が必要となることもある。頭や身体の向きを急に変えない等の注意も必要である。

（14）スモン

　中核神経と末梢神経を侵し、びりびり感等の異常感覚が特徴で、多様な合併症が出現する。スモンについては第1章の脚注3も参照のこと。

（15）染色体または遺伝子に変化を伴う症候群

　染色体や遺伝子の変化によって、代謝の異常や、臓器の形状や機能に異常をきたす。胎児期や子どものときに発症することがほとんどであるが、大人になって症状が出ることもある。早期から診断をして、できるだけ早く適切な対応をとることが必要である。

4. 難病中の難病と言われるALS

（1）ALS療養者の実情

　難病療養者の様々な自己決定を考えるために、例として筋萎縮性側索硬化症（muscular atrophy lateral sclerosis：ALS）療養者の実情について一部紹介する。ALS療養者は前頭葉の機能が低下する場合もあるが、一般的には自分の気持ちや思考は損傷を受ける割合は少なく、身体のみが急速に死に向かうとされている。これは「最も身近な他者」が「死」という人間の逃れられない運命に急速に引っ張られ、自分の「こころ」のみが置き去りにされているような状態と言ってもよい。

　ALSの根治療法については未だ研究途上である。侵襲的人工呼吸療法[4]（tracheostomy positive pressure ventilation：TPPV）を受けなければ延命することが不可能であり、発症から死亡までの平均期間は約3.5年と言われている。

　ALS療養者は病名告知後から短期間で嚥下障害、構音障害、上下肢・体幹機能障害等が起こり、それに対応する治療や医療措置、福祉機器の選択にかかわる意思決定をおこなうことになる。胃ろうやTPPV装着[5]などの医療措置に関する意思決定は、自らの命の限界を選択する状況に

なるため、ALS療養者の心理的負担は大きく、自死を避けられないこともある。難病は希少であるために治療や療養生活に関する情報は乏しく、支援者も経験値を積みにくいため、必要性は十分に認識していても病気の進行を見越した心理的支援が難しいのが現状である。

　近年、治療薬としてグルタミン酸放出抑制剤の内服薬リルゾール（商品名リルテック）に加え、メチコバラミン（商品名ラジカット）の点滴による治療が病気の進行を遅らせるのに有効であるとされ、選択肢として加わった。

　在宅療養では障害者総合支援法による重度訪問介護により他人介護が

4）TPPVは直訳すると侵襲的人工呼吸療法であるため、この箇所ではそのように記載したが、筆者が臨床心理士としてかかわる難病療養者や支援者は、侵襲的人工呼吸器というように「機器（TPPV）を装着する」と発言することが多いため、これ以降、侵襲的人工呼吸器の意味で用いる。難病療養者の心理としては、「侵襲的人工呼吸療法を受ける」というイメージよりも、「侵襲的人工呼吸器を装着する」というイメージのほうが療養生活では合致する表現のように思われる。それだけ「侵襲的人工呼吸器を装着する」ことは人生が変わることであり、「機器につながれた身体と人生」を彷彿とさせるものであると言ってよい。

5）TPPV（侵襲的人工呼吸器）は気管切開をおこない取り付ける。TPPVはALS療養者の延命措置として使用されている。気管切開をしてTPPVを装着すれば一安心と思いがちであるが、気管切開部の炎症、発熱等の症状、空気の飲み込みによる胃の膨満等といった多彩症状が生じることもある。一方、NPPV（noninvasive positive pressure ventilation：非侵襲的人工呼吸療法）というものもあり、こちらは気管切開をせず、吸入マスクのみで（使用する難病療養者の状態に合わせて）一定量の酸素を肺に送り、呼吸機能を補助する人工呼吸器を使用する。吸入マスクを通って気道内に入ってきた高い圧（陽圧）が、肺へと伝わって肺胞を押し広げてくれる仕組みとなっており、スムーズな換気を促し、呼吸負担感を軽減させるものとして一般的に認識されている。しかしながら、長い間NPPVを使用している肺はゴムの伸び切った風船のようになり、自力で呼吸する力は徐々に失われていく。そのような状態で無理やり空気を送り込んで肺を広げるため、呼吸苦を訴える難病療養者もいる。TPPV装着後では自分の声での会話が困難な状態になり、コミュニケーションツールを使用したやり取りとなるが、その瞬間で生じるこころの機微を声で語ることと、コミュニケーションツールを用いて語ることについては違いがあると考えられる。

実現している事例も散見し、病院での療養やナーシングホームのような医療依存度の高い療養者を対象とした有料老人ホームも増え、ALS療養者を取り巻く環境は変わりつつある。

（2）ALS療養者の心理

　難病の種類によって大きく症状が異なるため、それぞれの難病療養者には、それぞれ独自の心理過程があるように思われる。また、たとえ同じ疾病であったとしても症状や経済的状況、家族背景、これまでの成育歴、パーソナリティ等個人的な要因は多種多様である。

　難病療養者の心理状態の一例として、次にALS療養者の心理について、筆者の臨床経験に基づいた想いも含めて少々ふれることとする。

　ALS療養者は、「命の限界」の告知という衝撃を受け、発病から約3年間、自らの状況理解も不十分で茫然とした状態で、介護者となる家族に負い目を感じつつ、時間の制約がある診察の時間内で医師と様々な「自らの命の選択」をし続けなければならない。身体の変化・違和感、怒り、憤り、悲嘆、絶望、諦め、羨望、治療方法・医療措置にかかわる意思決定、療養生活受け入れの努力等といった、他の難病療養者が長期にわたり経験する心理過程を2〜4年で経験するALS療養者の「真実の想い」は何なのか、丁寧な検証が必要である[6]。

　ALS療養者は、「難病カウンセリング」という継続的な語りの場では、発症から告知を経た「今」の療養生活のこころの在りようや、急速な病気の進行や変化する自分を取り巻く環境に翻弄され表出できずにいた想

6）この検証をおこなう前段階として、臨床現場での様子を踏まえた自己決定までのフローチャートを作成した（川尻・鎌田，2021）。今後はこのフローチャートの流れや詳細について、質的研究として検証し、エビデンスがどのようなことかについても明らかにしていくことが、難病療養者への心理的支援だけではなく、医学的な支援においても役に立つであろう。

いを様々な角度から語る。その語りの分析ではこれまで見過ごされがち
だったこころの機微を描き出すことができる。

（3）医師をはじめとした医療従事者の実情

医師は、例えば、一度装着したら外すことが許されないTPPV装着
の希望の有無について、呼吸状態の急変に備えて告知後から早期に確認
する必要がある。しかし一方で、ほとんどのALS療養者にとって
TPPV装着についての説明等を受けることは初めての経験であり、十分
な情報の入手や家族との話し合いやこころの整理も不十分なまま「とり
あえず、今の希望」を医師に伝えなくてはならない。

医師にとってはその都度必要な確認事項の一つであるが、ALS療養
者にとっては自らの命の限界を決める重大な決断である。余命を含め人
生に大きな影響を及ぼす意思決定に、医師の言動や価値観も影響を及ぼ
していると推察される。だからこそ、本当の意味で「自分がどのように
生きたいか」を明確にしてから種々の自己決定をおこなうことが重要な
のである。

5. 難病療養者の「自己決定」

本当の意味で「自分がどのように生きたいか」を明確にしてから種々
の自己決定をおこなうことができるために、難病療養者の状況と課題を
客観的に捉えることも有効である。また、難病療養者の告知からの状況
において、どのような職種の医療従事者がかかわっているか、どのよう
なタイミングで医療従事者がかかわることが有効であるかについても
知っておき、目の前の難病療養者に自分がかかわるのであれば、いつの
タイミングでどのようにかかわるかと考えることもチーム医療と多職種
連携が重要である現在の医療において必要なことである。これらのこと
を考えるために、「難病療養者における自己決定までのフローチャート」

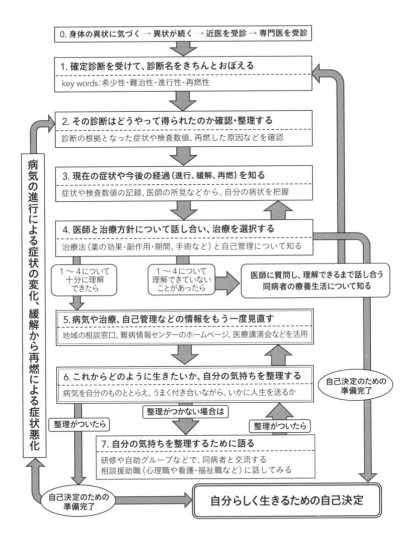

図 2-2　自己決定までのフローチャート（難病）

川尻・鎌田（2021）より一部改変

に、難病療養者が「自分らしい人生を生きるための自己決定」の過程を示した（図2-2）。

(1) 難病療養者における自己決定[7]までのフローチャート[8]

必ずしも矢印で示した通りの順を追って進むものではないことをまず前置きとして知ってほしい。このフローチャートの特徴は、「自分の病気や治療、療養生活に関する正確な情報収集と整理（フローチャート1〜5）」と「様々な医療措置等にまつわる意思決定をし、それらのことも含め、自分が病いを抱えた人生をこれからどのように生きていくかについて自己決定していく」ことが必要であると明記したことである。そして、様々な関係や各種の段階においての自己決定をおこなうために、「自分の気持ちを語る」ことが肝要である。

フローチャート1〜5では、医師や看護師を中心とした医療従事者が難病療養者にかかわることが多い。フローチャート6〜7では、臨床心理士や公認心理師等の心理職がかかわり、「難病カウンセリング」で取り扱うことが難病療養者の自己決定支援のために効果的である。

(2)「自己決定」するための準備

病気や治療、予後、医療措置の選択、自分の現在の病状とその変化を知るために必要な検査データの見方、薬の効果と副作用、自己管理と日常生活の工夫、自分の病気や障碍に応じて利用できる制度、地域の資源、

---

7) 自己決定については、「治療」「生命倫理」に関することだけではなく、「仕事をどうするか」「結婚や妊娠、出産をどうするか」「どのように生き、どのように死んでいくか」という生活全般も含まれている。医療上の自己決定については一般的に意思決定と呼ばれることが多い。

8) 本章の「自己決定までのフローチャート」は、難病療養者の心理を理解し、適切な支援をおこなうために重要な資料であるため、川尻・鎌田（2021）より一部を改変し再掲した。

同病者の療養生活等、まずは情報収集が必要になる。この情報は、できるだけ年代が新しいものがよい。医療技術は日進月歩と言うよりも、分進秒歩と言っていいほど急激な進歩をしている。再生医療や新薬創生もめまぐるしい。だからこそ、まずは正しい情報を得る[9]ことが必要になる。

　それと同時に必要なことは、自分の気持ちの整理をすることである。しかし、難病の場合は、その情報収集の段階から行き詰まってしまうことが多々あるのが現実である。ただ、現代では多くの人がスマートフォンを使用し、手軽にインターネット情報を閲覧することが可能になっている。だからこそ自分でアクセスする際に、難病情報センターや厚生労働省が運営するサイトを最初に利用したほうがよい。これらのサイトには難病に関する医療・福祉の情報が満載されている。難病療養者自身が「自分と同じように不安を抱えてどうにもならない状況に陥り、つらい思いをしてほしくない」と願い、専門医や地域の支援者とともに、療養者の目線で作成した情報提供ツール（ハンドブックやパンフレットなど）も数多い。製薬会社が運営している、病気や治療、療養生活の情報サイトもある。このように数十年前と比較すると、難病に関する情報収集の苦労は少なくなったように見える。指定難病であれば、上述のように情報を集めることが可能となった。ただ、指定難病以外の難病に関しては病気や治療の情報が得にくい状況は変わらず、掲載されている情報に影響され、自分の今の状況や自分の身体の状態とは異なった情報を目にすることにより、恐怖を感じたり、必要以上に心配をしてしまったりする危

---

9) 各難病の詳しい情報については、難病情報センター（http://www.nanbyou.or.jp/）が正確である。また、治験についての情報を得るために有用なサイトは、国立保健医療科学院が運営している臨床研究情報ポータルサイト（https://rctportal.niph.go.jp/）である。臨床試験や治験、医薬品については、関連情報や詳しい情報の内容が更新される頻度が高いため、当該のウェブサイトに掲載されているものを参照されたい。

険性は常にある。

　難病療養者が人生における様々な自己決定をおこなうときには、難病の進行に伴った、以下の5期に分けて見ていくと整理しやすい。また支援者は、難病療養者の「今」の様子に寄り添いながらの支援をおこないやすくなる。

　身体の不調を感じているが、診断はついていなかったり、病院受診まででも至らなかったりする時期が、①診断未確定期（発症期）である。いくつもの病院を回った後に訪れるのが、②告知直後期である。告知直後の心理状態は、特殊なものであると言ってよく、難病療養者においては特に、告知直後にどのような心理的支援を受けたか否かが、その後の心理的な安定や様々な自己決定をおこなうことがスムーズにいくか否かに影響をしていると臨床現場では見受けられる。そして、病状が進行していくのが、③進行期または再燃期である。進行期または再燃期は、病状の進行や再燃によってだけではなく、加齢やその他の合併症の発症によっても生じていると言ってよい。人や病気によって病状があまり進行したり変化したりしない時期を、④安定期と言う。安定期は、自分以外の病気の人や病気をもっていないように見える人の人生と照らし合わせながら、難病をもっている自分の人生を生きるために悩んだり不安になったり奮闘したりする時期である。そして人生の最期に訪れるのが、⑤終末期である。終末期にはどのように自分の人生を送ってきたか等について思いを馳せることも少なくない。ただ、病状によっては難病療養者が自分の想い等を周囲に表出することが難しくなっていることもあるため、本当の気持ちは実のところわかっていないと考えられる。

　次章では、これらの5期にしばしば見られる心理について説明する。

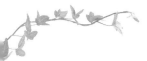

▶ Main Points
□ ALS療養者の実情について理解した。
□ ALS療養者の心理について大まかに理解した。
□ 難病療養者の治療にあたる医師の実情について大まかに理解した。

▶本章の内容について、より深めるための推薦図書

ジョンソン，S.（著）門田美鈴（訳）九喜良作（絵）(1995)．人生の贈り物　ダイヤモンド社

鎌田依里 (2021)．『コロナ禍における心理臨床』特集『死なないはずの病いが、死ぬかもしれない病いへと変貌した、今』を生き抜くために──難治性疾患療養者支援の現場より　心理臨床スーパーヴィジョン学，7，23-28.

神谷美恵子 (1980)．神谷美恵子著作集Ⅰ　生きがいについて　みすず書房

神田橋條治（著）黒木俊秀・かしまえりこ（編）(2013)．神田橋條治医学部講義　創元社

河原仁志・中山優季 (2016)．快をささえる難病ケアスターティングガイド　医学書院

川村佐和子 (1978)．難病患者の在宅ケア　医学書院

北山修 (2019)．構造化されていない自己　心理臨床学研究，37 (1)，1-4.

老松克博 (2019)．身体系と心身　心と身体のあいだ──ユング派の類心的イマジネーションが開く視界　大阪大学出版会　pp.67-90.

▶引用・参考文献

川尻洋美 (2023)．難病相談支援センターの歩みと実際──安心して語れる場として　難病と在宅ケア，28 (10)，26-29.

川尻洋美・鎌田依里 (2021)．「自分らしく生きる」を支える──語る場があり、そこに聴き手が存在する意味　難病と在宅ケア，27 (6)，5-9.

厚生労働省 (2021)．障害者総合支援法における障害支援区分　難病患者等に対する認定マニュアル

厚生労働省．治療と仕事の両立支援ナビ　https://chiryoutoshigoto.mhlw.go.jp/forsubject/　(2022年12月2日取得)

キューブラー・ロス，E.（著）川口正吉（訳）(1971)．死ぬ瞬間　読売新聞社

中島孝（監修）月刊『難病と在宅ケア』編集部（編）(2016)．ALSマニュアル決定版　Part2　日本プランニングセンター

西澤正豊・川尻洋美・湯川慶子（2018）．難病相談支援マニュアル　社会保険出版社

田山二朗（2017）．音声・言語・そしゃく・嚥下機能障害　日本耳鼻咽喉科学会会報，120，1117-1120.

辻省次（総編集）西澤正豊（専門編集）（2015）．アクチュアル脳・神経疾患の臨床　すべてがわかる神経難病医療　中山書店

第3章

難病療養者が自己決定する際の
こころの変遷

Keywords

自己決定までのフローチャート、診断未確定期、告知直後期、進行期または
再燃期、安定期

　本章では、第2章で掲載した「自己決定までのフローチャート」につ
いて、難病療養者の病状に応じて具体的な説明を加えていく。第2章の
「自己決定までのフローチャート」と照らし合わせて、各段階について
理解をしてほしい。

1. 診断未確定期【自己決定までのフローチャート：0】

　身体の不調を感じるきっかけは人それぞれである。「仕事が忙しかっ
たからかも」とか、「子育てで疲労がたまっているだけかも」とか、「ス
トレスからくる体調不良なのかも」等と自分一人で想いながら、「少し
時間が経つと症状が軽快したりするから、結局何ともなかったんだ」と
考えたりする。このような体験を繰り返しながら、十何年も生活をして
きたが、いよいよ身体の不調に耐えかね、また「さすがに、これはおか
しい」と思い、医療機関を受診することになるのが、診断未確定期であ
る。難病では、身体の異常を感じ、何らかの病気を示唆する症状や検査

数値が認められていても、長期間にわたり確定診断に至らない場合もある。そのため、診断未確定者（まだこの段階では、難病と診断されていないため、難病療養者という名称は使用しないで診断未確定者とする）は、病院での診察時に、医師から経過観察を告げられたり、念のため避けておいたほうがよいこと等について助言を受けたりする。経過観察を告げられた場合、人は次第に焦燥感や不安感がどんどんふくらんでいくのが一般的である。この診断未確定期には、当然ながら地域の支援機関等もかかわっておらず、焦燥感や不安感だけでなく十分に言語化しきれない渦巻く想いがある。

　以下に、自分の身体状態が不明瞭な診断未確定期の実際の事例を換骨奪胎して作成した架空事例を紹介する。語りの例中では、（　）で「診断未確定者のこころ」によく生じる状態について説明を加えた。

【診断未確定期：語りの例】　「　」：診断未確定者の語り

「……相談してもいいですか。」[1]

（難病相談支援センターに相談[2]）に来ること自体が、自分の相談場所として適切なのかわからず、相談をすること自体に迷いが生じている。こんなに自分の身体の状態の不調が続いているのは、インターネットでいろいろ調べたけれど、もしかすると難病の可能性があるのではないか。通院をしている医師からは特にまだ難病だとは言われていないけれど、でも医師の言う〈念のため避けておいたほうがよいこと〉や〈気をつけておいたほうがよいこと〉があるのであれば、難病の可能性も捨てきれない。できたら〈難病ではない〉と言ってほしいけれど……等の想いがこころに渦巻いている状態である。）

「実は今、病院に通っていまして。全身の倦怠感があったり、

時々、段差も何もない本当に平らなところでつまずくようになったりして、足がもつれる感じもあって。今まではそんなことはなかったのだけれど、そういう年齢なのですかねぇ……。」

（自分の現在の身体状態について詳しく説明をすることによって、もしかするとこの相談の場で「自分の今置かれている漠然とした不安な状況が解消するかもしれない」という淡い期待を抱いていることもある。また「今の診断未確定の状態についての不安を聴いてくれる誰かに吐き出したい」という気持ちもある。「もしかすると難病の可能性があるかもしれない」という気持ちもありつつ、「加齢によって誰でも生じる状態である」つまり「老化現象が現れただけなのだ」と、自分以外の誰かに保証してほしい気持ちも混ざり合っている。）

「今通院している病院では血液検査をしたのですが、検査結果では、今の段階では何とも言えないとの話だったのです。他の検査もしてもらったほうがよいとか、別の病院にいったほうがよいのではと家族は言うのですが、実はすでに3つの病院を受診したので。そ

1）筆者の臨床経験では、ここ10年で相談の内容は大きく変化したように思う。本書執筆時点では、インターネット上のチェック表で、精密度の増した携帯アプリ（例えば、AI問診ユビー）に自分の現在の気になっている症状や過去の症状について入力すると、可能性のある疾患名が示される、といったように、インターネットでも様々な情報を得ることができるようになった。また、ある生命保険会社では、保険を新規契約すると医療相談を受けることができる特典がついているといった例もある。難病法が整備され、社会の様々な部分で、自分の病気について相談をしやすくなったと言ってよいし、ネット社会が各年代の人にとっても定着してきた社会の風潮が影響していると言ってもよいだろう。

2）国の相談支援事業の一環で設置された難病相談支援センターには、特に働き盛りと言われる30代、40代の人から「社会での自分の役割を果たせなくなったらどうしたらよいか」「自分の役割を果たせなくなってつらい」という相談が多く、この相談内容は、インターネットが身近なものになった現代社会においても変わらず存在している。

んなに病院に行っても、仕方がないのではないかと思ってしまって……。」

　(医療に対しての不満や不信感、「医師なのだから自分の身体の状態くらいわかってもらわないと困る」といった静かな怒りや憤りもある。別の病院に行ったほうがよいとの理屈は理解できているが、病院を受診すること自体への心身の疲労感も内包している。受診をする労力に見合った報酬、すなわち自分の身体の状態が明らかになる、という見返りがないことに対する不満感や「もしかすると現代の医療では自分の身体の状態のことがわからないのではないか」といった疑いの気持ちや諦めの感情もある。)

　「診断がついていないので、職場の人にも受診のために休むとか言いにくいし、体調が悪いからといっても診断がつかないので、有給休暇が足りなくなってしまっても傷病手当金ももらえないし……。」

　(診断がついていないことによる不安だけではなく、診断がついていないことから派生して被る社会的な不利益、例えば、診断がついていないので長期休養もできず傷病手当金の申請もできないことによる経済的な不安も惹起される等の現実的な不満も生じており、診断がつかない状況に対しての社会制度への不平等感や、誰に向けたらよいのか対象のはっきりとしない怒りや憤りも感じている。)

　「仕事を継続するにも確定診断がついていないと、気のせいじゃないかとか怠けじゃないかとか、精神的な病気だろう等と言われるので、余計につらいのです……。」

　(自分の身体の不調が嘘でも気のせいでもないことを実感しているのにもかかわらず、周囲の人から怠けであると疑われると、身体の状態のつらさに加えて、心理的なつらさも倍増する。また、周囲の人か

ら怠けているのではないかと思われていることを感じることによっ
て、居場所のなさを感じたり、自分の存在価値すら揺らいでしまった
りする感覚がある。二次的な傷つきも受けている状態。自分らしく
堂々と生きることが難しいのではないかと、生きることに対しての意
欲もそがれてしまうこともある。）

2. 告知直後期【自己決定までのフローチャート：1・2・3（・4）】[3]

　やっとのことで専門医にたどり着き、様々な種類の検査をおこない、
診断が確定されると、家族等の身近な人と一緒に診断を聴きに行くこと
になることが一般的には多い。

　ALSは「難病中の難病」[4]と呼ばれているがゆえに、社会でのその病
名の認知度は高い。それゆえ、ALSであると告知された難病療養者は、
その衝撃の大きさと絶望感や喪失感で将来を描くことが困難になる。た
だ、その他の難病であると告知され、その難病について知らなかった場
合には、長い間自分の身体の不調がなぜ続くのか、また精神的な問題で
はないかと言われてきた経験から、「診断がついてよかった」「これまで
の症状の原因がわかってよかった」と安堵の気持ちを瞬間的に抱くこと
が難病療養者の特徴であると言える。それでも、診断がついてよかった
との安堵の気持ちを抱いている時間は長くは続かず、ゆっくり落ち着い

3）その人によって告知直後期が段階1〜4となるか、段階1〜2となるかは一概に言え
　ない。それほどまでに難病療養者には個別性と多様性があることが特徴である。
4）筆者自身は、難病支援の領域でしばしば言われている「難病中の難病」という言い回
　しには、日本語の意味としても臨床心理士としても、人間の生きざまを考慮すると、
　腑に落ちないところもあるが、一般的に言われていることなので、本書中にも記載
　をすることにした。

て考えると「自分が難病であり、治療法はない」という大きすぎる衝撃
によって、打ちのめされる。これが難病と告知されたときの独特な心理
的特徴である。これから先、「自分は難病であるという現実」と向き合
わなければならなくなる。

　以下に、難病療養者がどのような心情で告知場面を過ごしたかが想像
できる事例を紹介する。個人が特定されないようにするために、実際の
事例を換骨奪胎した架空事例を紹介することとするが、以下の事例は実
際の告知場面で生じることである。語りの例中では、（　）で「ALSと告
知された直後のALS療養者のこころ」に生じる状態について説明を加
えた。

　支援者は、「ALS療養者自身が自分はどのように生きていきたいか」
ということに素直に耳を傾けて、難病療養者が誰に忖度することもなく
自己決定ができるようにかかわるべきである。

　【ALS告知直後：難病療養者自身の語りの例】「　」：ALS療養者の
語り

　「何も考えられない……。」
　（何も考えられない状態で、茫然自失と言ってよい場合もある。し
かし、インフォームド・コンセントの内容だけではなく、「将来にわ
たってどうしたらよいか」という見通しのなさと不安に支配されてい
る状態である場合も少なくない。）

　「ALSであると主治医から告知されました。調子が悪いと思って
いたのですが、まさか自分がALSだなんて……。」
　（ニュースで目にしたことがあるALSだったということが衝撃であ
る。テレビ等で目にしていたALS療養者は車椅子に乗っていて、侵襲

的人工呼吸器 (TPPV) につながれていて、自分の意思では生活ができ
ないというイメージが頭に浮かんでいる。）

　「なんとなくわかっていたし、身体の不調は長いこと続いていた
から、インターネットで自分でもいろいろ調べていたのです。だけ
ど、まさか ALS だなんて……。でも、家族に迷惑がかかるから、
延命治療[5]はしないでおこうと思っています。」
　（告知された衝撃を、ゆっくりとかみしめながら言葉にすることに
よって、自分の気持ちも落ちつけようとしている。告知前までの何年
間もいろいろ調べて、それでも診断がつかず、調べている間に ALS の
ことについて詳しくなってしまったという何とも言えない虚しさが難
病療養者のこころの中にあり、その想いが難病療養者とその語りを聴
く支援者の両方の胸を突く。自分が長くは生きることができないと知
り、自分のこれまで得てきた ALS についての知識と照らし合わせ、本
当ならば一番つらいのは自分であるにもかかわらず、自分のことは二
の次になってしまい、家族に想いを寄せている。そして、今の段階で
の「延命治療はしないでおこうと思っています」は、家族の介護のこ
とを想った上での発言であり、自分のこれから先に訪れる状況や自分
のこころに素直に丁寧に目を向けて発した言葉とは言い切れないが、
それでも今の段階では、家族の介護負担の軽減のために、自分は今の
まま死んでいくのだと覚悟を決めようとしているところである。）

---

5) 例えば、ALS 療養者は、人工呼吸器と胃ろうを同じ延命治療だと思ってしまう人が多
　いことにも注意が必要である。胃ろうは「体力を維持するための治療の一つ」であり、
　侵襲的人工呼吸器 (TPPV) は「延命治療」である。この違いについて明確になってお
　らず、侵襲的人工呼吸器を付けるか付けないかということと、胃ろうを増設するか
　しないかという選択が同じ次元のものであると認識してしまう難病療養者が多い。

　「家族に介護を頼んで、自分は寝たきりになって生きていくことは、自分には耐えられないのです。」

　（自分の意思で動きたいときに動くことができ、食べたいときに好きなものを食べることができ、やりたいことがやりたいときにできるという、これまでの日常が崩壊しつつあることに対しての恐れや怒り、絶望感を味わいながら、自分が発した言葉を自分の耳で聴いて、再度、自分のこころの中で何とか受け入れなければならないと、繰り返し叫んでいる状態。張り裂けそうなこころをなんとかして保たなければならないと感じている。）

　「子どものことを考えると、親がこのような病気になったから、結婚とか、子どもをもつことに対して影響が出ないといいのだけれど……。」

　（親である自分が、結婚適齢期にある子どもの結婚への悪影響や、子どもの結婚後に妊娠や出産を望むときに、自分がALSになってしまったことが大きく影響するのではないかと懸念している。遺伝の問題だけではなく、子どもがお付き合いをしている相手の家族がどのように思うかという体面や世間体に関しての懸念もしている。自分の子どもへの申し訳なさと、自分がもし孫ができたとしても世話をできない不甲斐なさと、そもそも結婚が破談に終わる可能性を自分のせいで高めてしまったという無念さと、社会が抱いているALSという病いに対しての想いや偏見等に対する怒りに似たような感情も抱いている。）

　「今はもう何も聴きたくない。病気の話はこれ以上聴きたくない。」

　（告知直後のALS療養者は、「何も聴きたくない」という気持ちになる人もいれば、「病気の話を知りたい」という人もいて、180度異なっている。病気自体の個別性が高いのと同様に、その心理状態も非常に個別性が高いと思われる。人により、その人が置かれた状況により、

様々である。）

3. 進行期または再燃期【自己決定までのフローチャート：2・3・4】

　難病には「進行性」「再燃性」[6]「症状不安定性」という特徴がある。例えば、進行性の神経難病では数少ない治療薬の内服や点滴をしながら病気の進行に身を任せるしかない場合も少なくない。また、慢性疾患のように注意深い自己管理が必要となる場合もある。自己管理が適切におこなわれていた場合でも、病状が悪化することがある。病状が一見安定しているように思われても、急に病状が変化するという症状不安定性がある。

　【進行期または再燃期：ALS療養者の例】　「　」：ALS療養者の語り

　「家の中でつまずいて転倒して、１週間入院をすることになった。そうしたら歩行器でも歩けなくなってしまった。もう自力でトイレに行くことも難しい。食事をする際にも、もう手を上げることはできない……。」
　（たった１週間入院をしただけで、歩行器を使用しても歩けなくなってしまったという絶望感と病状の進行の速さについていけない戸惑いがある。「たった１週間」という、健康であれば当たり前に何も変化な

6）再燃（exacerbation）とは、医学用語で、自分がどんなに日常生活の工夫をしていたとしても、病状が突如悪化することがあること。一度症状が治まっていたことが、再度現れること。

く過ごしていた時間が、まるで玉手箱を開けた浦島太郎のように、一挙に身体の機能などを喪失し、一瞬で自由な人生を失うような感覚を抱いている。自力でトイレに行くことが難しくなり、人としての尊厳を保つことへの難しさも感じている。自分が自分らしく生きていくことができるという自信が急激に揺らぐ。食事をする際にも自力で手を上げることができないことは「もう自分で好きなものを食べることができない」といった想いや「家族と一緒に食卓を囲むことができないのではないか」という哀しみにつながる。そして「これから先、どんどん自分の身体が動かなくなって他人の世話にならないといけない」といった辛苦が生じてくる。）

「NPPV（非侵襲的人工呼吸器）[7]をしていても呼吸が苦しくて、特に夜中に苦しくて目が覚める。眠ると自発呼吸ができなくなるみたいで……。それに、吸引しても痰が切れなくて……。とにかく苦しい。穏やかな朝を迎えてみたい……。」

（TPPVを装着しないで生きると決めたけれども、とにかく毎日苦しい。家族の前で苦しそうな顔をしていることがとても嫌だ。笑顔でいたいけれど、とてもとても苦しくてそんなことができない。苦しいから頭もボーっとするし、家族が心配をしてもそれに応えることができないし、身体のしんどさと、こころのしんどさの両方に引き裂かれている状態。）

---

[7]　第2章の脚注4を参照のこと。TPPV（侵襲的人工呼吸療法）とNPPV（非侵襲的人工呼吸療法）の違いは、単に装置の違いだけではない。いずれの装置を使用するかによっても生活の状態や質が大きく変化する。したがって、難病療養者の心理的な支援においても重要であると言ってよい。

4. 安定期【自己決定までのフローチャート：4・5・6】

　病状の進行が緩やかになり安定している時期を一般的に安定期と言う
が、難病の場合は同じ病気であったとしても進行に違いがあり、どの状
態を安定期と言うのかはとても難しい（医学的には寛解と言うことも多い
が、本書では臨床心理学的な視点で記載しているため、安定という表現をした）。
また同じALS療養者でも、侵襲的人工呼吸器（TPPV）未装着の状態と、
TPPVを装着後の状態とは「安定」という意味では全く異なる。以下に、
TPPV未装着のALS療養者の語りと、TPPV装着後のALS療養者の語
り、また、その他の難病療養者の語りの、臨床現場での事例を換骨奪胎
した架空事例を記載する。それぞれの語りの違いに注目してほしい。

（1）TPPV未装着のALS療養者の例

【安定期：TPPV未装着ALS療養者の例】[8]　「　」：ALS療養者の語
り

　「意外と治るかもしれないと思う。私の場合は進行が遅いので、
たぶんこのまま5年くらいは元気でいられると思うし、治るかもし

8）TPPV未装着のALS療養者にとっての安定期は、他の難病療養者にとっての安定期
　に比較してとても短いことが特徴である。安定「期」と言っていいほど長いもので
　はなく、例えば一般的には再燃のない寛解の時期を指す。入院は必要ないという程
　度の状態である。呼吸の苦しさは続いているけれども「慣れた」という言葉が出る
　ような呼吸機能が安定している状態、嚥下障害がひどくなく誤嚥の心配が少ない状
　態等といった、差し迫った命の危険がある時期ではない。老化と一緒になってしま
　う場合もあるので、判断は難しい。明日のことはわからないと言っていいほど、容
　体の急変もいつ生じても不思議ではないため、安定期は短く数週間続く程度と言っ
　ても過言ではない。

れないと思う。告知されたときにはあと２年くらいで亡くなるかもしれないって言われたけれどね（笑）。」（楽観的な笑いの中に、どこか自らに言い聞かせているような気持ちも含まれた笑い。）

　（自分の難病が進行性であることは頭のどこかで知っているし、自分がいつか死ぬということについては頭のどこかではわかっている。しかし、「もしかしたら死なないかもしれない」とか「実は告知時に医師から伝えられたことは他の人には当てはまっても、自分だけには当てはまらないのかもしれない」という根拠のない希望を信じたくなっている。死ぬことや自分が動けなくなる恐怖から目をそむけたくなり、自分が死ぬという現実を回避したいという気持ちや、自分に言い聞かせている状態。「自分だけは大丈夫かもしれない」という「希望を信じたい」「家族と別れたくない」「もっと生きていたい」「先日はつらかったけれど、ここ１週間は大丈夫だからきっとこの良い調子が続くだろう」等といった気持ちがこころに存在している。また、主治医より、自分の余命は告知時にはあと２年で亡くなると伝えられたが「なぜ自分だけが先に死なないといけないのか」というそれを伝えた主治医やALSを抱えて生きることになった自分の人生に対しての、これまでも、そしてこの先も表明されないであろう怒りや憤り、羨望も存在する。）

　「だいぶ調子がよくて、呼吸状態もこの１週間安定しています。30分も動いていたら疲れてしまうけれど、家の中のこととか、自分の趣味のこととか、少しずつですけれどできるので、それがとてもうれしいです。」

　（体調に関する悩みを抱えている人にとっては、１週間の体調の安定もとてもうれしい。健康な状態では30分の活動はとても短いが、安定期のALS療養者にとっては30分でも自力で動いて、家の中の好きな場所に行くことができ、家の中で自分の自由に活動することができ

ることは、素直にとてもうれしいことである[9]。）

　「ここ最近は調子がよいので、自分の好きなことができると思っているのですが、それでも去年の今頃に比べると、家の中でも手すりを使うようになったし、家の中での活動で30分立っていることができなくなったので、椅子に座ったり、床に座ったりしながら、やりたいことをやっています。だから気がつかないけれど、やっぱり進行はしているのですね。」

　（体調が急変することなく、呼吸苦もなく、睡眠もよくとれるといった、落ち着いた状況であると、自分の症状が安定していて、穏やかな気分も味わうことができている。一方で、少し冷静になって客観的に自分の状態を見てみると、やはり徐々にではあるが確実に進行していることを実感し、衝撃と自分の衰えを何とか受け入れようという努力と、喪失していくものに対しての物悲しさを抱えている。）

　自分の難病が「進行性である」ことは頭のどこかで知っているし、「自分がいつか死ぬ」ということについては頭のどこかではわかっている。自分の気持ちを言葉に出して言う場合には、「もしかしたら死なないかもしれない」とか「実は告知時に医師から伝えられたことは他の人には当てはまっても、自分だけには当てはまらないのかもしれない」という

---

9) この語りのALS療養者はうつ状態ではない。うつ状態にある難病療養者は、同じ30分動けるということについて「30分しか動けなくなってしまった」とか「30分動くのだけれどとても疲れて大変だった、何でこんなに身体が動かないのだろう」と嘆きが語られる。この例の語りのように「30分でも動けることがとてもうれしい」と語ることができる人は、往々にして、家族をはじめ、周囲の人からの支援や思いやりを素直に感謝の気持ちをもって受け止めることができると考えてよい。

根拠のない希望を信じたくなる時期でもある。死ぬことや自分が動けなくなる恐怖から目をそむけたくなり、自分が死ぬという現実を回避したいという気持ちや、自分に言い聞かせている状態になっているとも考えられる。「もしかすると他の人とは違って自分は大丈夫かもしれない」という、「一時的で主観的な身体の調子の良さ」を根拠にした感情を示す場合が多々ある。このとき、ALS療養者の主観と、客観的な医学的データの数値とは異なっている場合が往々にしてある。また、自分が死ぬことについての周囲の人への配慮も含まれている。「自分がもしかすると急に死んでしまうかもしれないという気持ちを表明することは、周囲にいる大事な人たちに心配をかけてしまうのではないか」と暗に意識し、自分であえて希望や期待を口にするという行動を選択していることもある。

　自分であえて希望や期待を口にするという行動を選択しているような発言の際には、医学的な状況と本人の主観による発言が乖離している場合も生じるため、医療従事者は、ALS療養者に対してどのような声掛けを含めた対応をしたらよいか困惑することが多い。したがって、安定期のTPPV未装着のALS療養者がここで述べたような心理状態にある可能性があると知っておくことも必要である。

（2）TPPV装着してからのALS療養者の安定期

　TPPVを装着後の時期には感染等の大きなトラブルがなければ、安定していると言ってよい。発話は困難になる場合も多いが、ロパクの状態で少し声を出すことができる場合[10]もあり、ALS療養者のうれしい驚きにつながる場合もある。一般的にはTPPV装着後には発話が困難に

10）しかし、ロパクで話をすることによって空気を飲み込んでしまうため、腹部の膨満につながることもあり、医学的には推奨されない。

なることが想定されるため、TPPV装着前に、事前に話したいことを声ステーション等[11]に登録しておくと、心理的には安心するかもしれない。症状の進行度合いによって筆談やパソコンでのチャット、意思伝達装置等の使用方法は異なるが、伝える相手が一生懸命に聴こうとしてくれたり、会話をしようとしてくれたりする場合には、それらを使用して、かなりの割合で自分の気持ちを伝えることや、相手とのやり取りが可能である。また、そばにいる家族や支援者が、口文字盤[12]を訓練することによって会話に近い形でのやり取りも不可能ではなく、意思の疎通をおこないやすい。

　TPPV装着後のALS療養者とその家族や支援者の関係は、コミュニケーションツールの問題によるものではなく、病気を発症する前までの関係や、もしくはそれまでの闘病生活の在り方と互いの関係性がALS発病後も延長されている可能性があると臨床現場での経験から実感する。病状の安定期には、身体の安定だけではなく、それまでの関係性によって生じてくる安定感もあると言って過言ではない。例えば、支援者が「なんとかしてやりたい」と思って尽力していたとしても、ALS療養者本人やその家族が「なんとかしたい」と思わないと、安定期を本当の意味で安定した心身の状態で過ごすことは難しくなる。安定期といっても、残存能力がどの程度か、また家族の状況はどのようなものか、支援はどのようにおこなわれているか等によって、ALS療養者が感じることは大きく異なる。

―――――

11)　自分の肉声を残しておきたい気持ちは、ALS療養者にしばしば生じる心理である。ただ実際にTPPVを装着し、いざ録音していた声を使用しようと思っても、録音していた自分の声に対しての違和感が生じ、実際の活用に至らない事例もある。何をどのように活用するかは、個人の気持ちが大きく影響することが多い。

12)　口文字盤は、専門職が介入をして訓練をおこなった場合、様々な状況に左右されるが、例えば、5時間の訓練を2日間おこなうといった程度での習得も可能である。

【安定期：TPPV装着ALS療養者の例】「　」：ALS療養者の文字語り

「苦しくなく呼吸ができることは、とてもうれしいことですね。熟睡して、穏やかに朝を迎えることができました。」

（素直に自分が苦しくない状況にあることを喜んでいる。ただ一方で、呼吸は苦しくなくなったが、筋力の低下により活動範囲が狭まっていることや、どのくらい自分の力で物を持ち上げることができるかや、筆談やパソコンのチャット等を使用して会話をする行為がいつまでできるかについて等、その他の身体の状態の病状の進行についての恐怖や不安は存在する。ただ、一つの良いことに注目でき、素直に喜びを表明することができることはこころの健康度の高さとつながっている。）

「もう死にたい。どうか殺してくれないか……。」

（病状が安定しており、入院の必要なく、自宅で過ごすことができているが、それでもベッドの上が自分の生きる世界であり、自分の気持ちを言うことにも時間がかかり、また自分の気持ちを十分に表明できていない状況で、思考は清明。周囲の人が自分に対してどのように思っているかも知っているし、周囲の人が自分のことをどのように話しているかも知っている。だからこそ、「自分の人間性を失ってまで生きるのはつらい」「全介助になっていく生活は、本当に自分は人間として生きていると言ってよいのか」と存在について悩んでいる。）

(3) ALS以外の難病

【安定期の例】「　」：神経難病療養者の語り

「何回も諦めようと思ったけれど、就職できてよかった！　これから何年働くことができるかはわからないけれど、やれるところまで働き続けてみようと思っています。」

（発病してから何年も自分の体調の状態と仕事ができる場所のマッチングがうまくいかず、仕事をしていない自分は社会にとっていらない人間であると思い続けていたが、ハローワークや社会保険労務士等に相談をしながら、自分の能力を活かせる職業に就くことができたことが、人間としての尊厳を取り戻したように思える。また、「やれるところまで続けてみようと思っている」という言葉は、難病だから、今の段階では症状が安定しているからといっても、それが長く続くことはないかもしれないという恐怖と、仕事を続けていくことによって、身体への負担が増加するのではないかという不安、いつまで仕事を継続できるか将来の見えなさもこころの根底には存在する。）

「仕事を続けられることは、とてもうれしいことなのですが、月曜日から金曜日まで、フルタイムで勤務すると、毎日、家に帰ってきてから何も家のことができないし、疲れ切って寝て、そして次の日の朝を迎えるだけ。土日に自分の趣味の活動等をしたいと思っても、疲れ切ってしまって、できない。土日はただ寝ているだけで、また月曜日から仕事が始まり、これでは何のために仕事をしているかわからない。何のための人生なのかわからない。」

（社会人として勤務をし、毎月決まった収入を確保できるようになったことは、とてもうれしいし誇らしい気持ちも確かに存在する。しかしその一方で、仕事をしてお金を得ることが生活の中心を占めて

いると、自分の趣味や家庭のことといった仕事以外の活動ができていないことに対して、人間らしい生活ができないという感覚をもっている。仕事を始める前までは、自分の体調を気にしながら、家のことをしたり、趣味の活動にいそしんだりすることが可能であったが、収入面や将来の蓄えがないことについての不安は存在していた。収入面の不安が軽減した半面、人間らしく生きることができていないという、人間としての生きる意味や生きがいについての危機感を感じている。相反する想いがこころの中に共存している。）

「自分が難病でつらかった体験が、今後の医学の発展に役立つのであれば、自分の苦しかった体験が少しは救われる感じがする。」

（「医学の発展に役立つのであれば、自分は救われる」という発言と「医学の発展に役立つのであれば、自分の苦しかった体験が少しは救われる感じがする」という発言には大きな違いがある。前者は医学に対して妄信的であり、他力本願のような救済を求めている。一方で後者は、自分の苦しかった体験をありのままの自分の体験として受け止めており、万能的ではなく、自分の痛みや体験を受容した上での地に足のついた前向きな発言であると考えられる。）

　仕事をしていないということは、難病療養者にとって負い目であり、自分の存在価値を低める状態である。特に、難病の発病前に社会人として働いていた人にとっては、自分が仕事をしていないことイコール自分が社会の役に立てないこと、と直結している。難病療養者の発病前のもともとの専門知識等を活かした労働の対価として賃金をもらうことは、難病療養者の自尊心を高めると言ってよい。

5. 終末期【自己決定までのフローチャート：未確定】

　難病相談支援関連の文献には、「終末期」と記載され5期に分けて難病療養者の病状の変化が示されている場合がある。しかしながら、難病療養者が感じている終末期とはどのような状態かについて十分に述べることは難しい。難病療養者の終末期にまつわる医療従事者の想いは傾聴してきたが、難病療養者自身の終末期の語りを筆者が十分に聴けていないので、終末期の難病療養者のこころについて明確に記載することが難しい。したがって、終末期については「いかに生き」「いかに死ぬか」ということも含めて、丁寧に述べることができる別の機会に取り組みたい。

6. 誰もが自分らしく尊厳をもって生きるために
【自己決定までのフローチャート：6・7】

　実は、家族の想いと難病療養者自身の想いとは異なっている場合が多い[13]。夫婦であれば、その難病療養者の想いを配偶者が話すことにしばしば遭遇する。医療の現場にいると、難病療養者を取り巻く人々とかかわることになるため、あたかも配偶者が語っている想いが「難病療養者本人」の想いであるかのように錯覚をしてしまう傾向がある。配偶者の想いと、難病療養者の想いは異なっていること、そして異なっていて当然であることを医療従事者は理解しておかねばならない。難病療養者が自分らしい人生を生き切ることができるために、私たちは、「配偶者の気持ち」にも寄り添いながら、「難病療養者本人の気持ち」に焦点を当て、「難病療養者自身の自己決定」までの流れに、丁寧に真摯にかかわることが必要なのである。

13）ALS療養者にかかわる医療従事者は他の疾患に比べてとても多い。それゆえ、家族の想いだけではなく、支援者の想いや集団の力動に巻き込まれて、難病療養者本人の気持ちが見えなくなってしまう場合もあるため、注意が必要である。

　難病療養者の生き様は、人として生きるとは何か、死ぬとは何かを支援者にも問うている。各種の難病療養者の病気の進行に伴う心理的支援システムを構築することは、医学の進化した超高齢化社会を迎える現代において、誰もが「命にかかわる治療や医療措置を自ら納得して決めて、自分らしく尊厳をもって生きる」ことのできる社会の実現に寄与できるのではないだろうか。

> 付記）本章における神経難病療養者の語りの一部は、2022年9月11日に開催された日本心理臨床学会第41回大会の自主シンポジウム「神経難病における心理的援助8」での鎌田依里（話題提供者）の発表「在宅療養から施設療養まで──神経難病療養者のこころの在りよう」でふれられたものである。

▶ Main Points
□ ALS療養者の療養生活の実情の一部について理解した。
□ TPPV未装着のALS療養者のこころ、TPPV装着のALS療養者のこころ、その他の難病療養者のこころの違いについて理解した。
□ 診断未確定期、告知直後期、進行期、安定期の4期にわたって変化する、難病療養者のこころについて理解した。
□ 難病療養者の様々な自己決定がフローチャートのどの部分で生じているか理解した。
□ 難病療養者のこころの在りようと、家族や支援者のこころの在りようが異なることについて理解した。

▶本章の内容について、より深めるための推薦図書と映画・映像
マラン，C.（著）鈴木智之（訳）（2021）．病い、内なる破局　法政大学出版局
マーシュ，J.（監督）（2014）．映画『The Theory of Everything』（邦題：博士と彼女のセオリー）
NHK（2020）．患者が"命を終えたい"と言ったとき（NHKスペシャル　2020年12月26日放映）
NHKエンタープライズ（2018）．NHKスペシャル人体　神秘の巨大ネットワーク第3集　骨（DVD）

山中康裕（著）岸本寛史（編）（2002）．山中康裕著作集3巻　たましいと癒し──
　　心理臨床の探究1　岩崎学術出版社

▶引用・参考文献

鎌田依里（2021）．『コロナ禍における心理臨床』特集『死なないはずの病いが、
　　死ぬかもしれない病いへと変貌した、今』を生き抜くために──難治性疾患
　　療養者支援の現場より　心理臨床スーパーヴィジョン学，7，23-28.

鎌田依里（2023）．「こころのケア」としての相談対応──臨床心理士／公認心理
　　師による難病カウンセリング　難病と在宅ケア，28（10），30-33.

川尻洋美・鎌田依里（2021）．「自分らしく生きる」を支える──語る場があり、
　　そこに聴き手が存在する意味　難病と在宅ケア，27（6），5-9.

西澤正豊・川尻洋美・長嶋和明（2017）．難病相談支援のためのハンドブック　3
　　口文字盤によるコミュニケーションのためのテキスト〈付録：よくわかる映
　　像教材付き〉　平成28年度厚生労働科学研究費補助金（難治性疾患等克服研
　　究事業（難治性疾患等政策研究事業（難治性疾患政策研究事業）））「難病患者
　　への支援体制に関する研究班」（研究代表者＝西澤正豊）

西澤正豊・川尻洋美・湯川慶子（2018）．難病相談支援マニュアル　社会保険出
　　版社

第4章

難病療養者に対しての
インフォームド・コンセント

Keywords
インフォームド・コンセント、告知、パターナリズム

　本章では、インフォームド・コンセントの成立した背景や問題点を踏まえ、難病療養者から同意を得るための過程を明らかにする。

1. インフォームド・コンセントとは

　医療者が医学上の専門知識を用いて療養者を治療し、健康を回復させることに注力するのは、今も昔も変わらない。ただし、1945年頃まで、医療者は、療養者の自律性を尊重して治療をおこなうという考えをもたなかった[1]。医療者は、療養者の健康を改善することのみに焦点を合わせ、治療をおこなっていたのである。

　患者の自律性を重んじることのなかった伝統的な医学の考えにおいて、医療者は、療養者の治療法を独断的に決定し、診療していた。家庭

1）1957年にIC（informed consent）という言葉が使い始められたが、インフォームド・コンセントの考え方は、第二次世界大戦後の1945年にはすでに存在していた。

において、父が子どもの自律性や主体性を尊重せず、子どものためを思って、子どもに代わり意思決定することをパターナリズム（父権性）と呼ぶ。同様に、医療者が療養者の自律性を尊重せずに、療養者の疾患を治し、健康を回復させることを念頭に置き、療養者に代わり意思決定することを医療上のパターナリズムと言う。医療者は、パターナリズムの考えに則り、診療をおこなっていた。

　しかし、第二次世界大戦時、ナチスドイツによるユダヤ人を対象とした強制収容所における人体実験等の非人道的な問題が生じた。ユダヤ人の自律性や理性を全く無視し、戦時中の科学実験において、ナチスドイツが自国の利益のためにユダヤ人を動物や物のように用い、殺害した戦争犯罪である[2]。第二次大戦後、ナチスドイツの戦争犯罪を裁き、人を対象とする研究に関する、自律性を尊重する内容を含む倫理原則をまとめたニュルンベルク綱領が1947年に成立した。同じような戦争犯罪を二度と繰り返してはならないため、ニュルンベルク綱領は、特に科学実験に参加する際の被験者の自律性の尊重、また慎重に実験を遂行する等の内容を重視して作られた。具体的には、被験者は、研究者からの圧迫や強制等を回避し、研究の内容をよく理解して、研究対象者として参加するために自ら意思決定すること、被験者への身体的また精神的な苦痛を伴う実験をおこなってはならない等の内容が綱領の中に含まれている。

　ニュルンベルク綱領の内容は、研究倫理や医療倫理の根幹となり、1964年に成立したヘルシンキ宣言を含む国際的な倫理指針の中に、改良される形で組み込まれた。以上のような経緯を経て、療養者の自律性尊重の重要性が国際的に認められるようになった。ヘルシンキ宣言以降、自律性尊重の考えは、医療施設においてさらに浸透し、医療者が療

---

2) ナチスドイツによるユダヤ人への戦争犯罪、ユダヤ人が強制収容所で強いられた凄惨な生活の様子については、ヴィクトール・E・フランクル（Viktor E. Frankl）の『夜と霧』に詳しく書かれている（フランクル，1985）。

養者の疾患や療法に関する情報を提供し、療養者の理解を促し、療養者から同意を得ることにより治療法を決定するインフォームド・コンセントが、今日に至るまで重視され続けている。

　自律性をもつ人間は、自らの決断に従い、常に自制心をもって行動できると見なされ、自律的な行為と自制的な行為は同じようなものと見なされる場合がある。だが、自律性をもつ間、われわれ人間は、常に自制的に行為しているわけではなく、願望に従い、あまり自制せずに行為することも多くある。自律性を保ちながら生活する間、通常私たちは、願望に従って気ままに行動することと、自制しながら慎重に行動することの両方を使い分けている。そのため、自律性を、自制心をもって行動することと特徴づけて説明するのは適切ではない（例1）。

【例1】

　私たちは、自律性をもって、日常の生活において、店で買い物をしたり、食事をしたり等をする。適度な買い物や、食べすぎないように気をつけて行動すれば、私たちは、自制心をもって行動していると言える。だが、時には、買いたい物を買い、食べたい物を食べることにより、自制なく行動することもある。買いたい物を買い、食べたい物を食べることを自制なくおこなったとしても、そのような行為は、自律的になされたものに変わりはない。自律的に行動することと、自制的に行動することは、異なる性質のものであると理解すべきだろう。

　私たちの自律的な行動は、私たちが意図をもち、状況を理解し、他者から操作されることなしに行為することである、と特徴づけるほうが適切である[3]。第5章「自律尊重原則と正義原則」でも述べるが、私たちが行動する際に、自身で意図をもって行為し、状況をある程度理解し、他

者の言いなり等にならないよう行為すれば、自律的に行動していると考えられる。あらゆる状況を理解し、他者の影響から完全に自由でなくとも、自身の意図により行為をし、自身の状況をある程度理解して、他者から操作されることなく行為できれば、自律的な行動をしていると言えるだろう（例2）。

【例2】

　車や家を自らの意思に従い購入する際、私たちは、車や家についてすべてを知る必要はない。ディーラーや不動産業者から、自身が関心をもつ車や家に関する情報をある程度得て理解すればよいだろう。そして、誰かの強制ではなく、自身の意思に従って車や家を購入すれば、私たちは自律的な行動をしたことになる。

---

2. インフォームド・コンセントはどのような問題を はらんでいるか

　インフォームド・コンセントを実施する場合、療養者は、自身の疾患や治療法に関する情報を理解し、他者から強制されることなく、自ら同意すればよいと見なされる。ただし、単に疾患や治療法に関する説明文書を療養者に読んでもらい、療養者から同意を得るという方法を採るだけでは、現代医療においてインフォームド・コンセントを実施したとは言えない。インフォームド・コンセントを実施する際に大事なのは、療養者が自らの関心に合う、自身の求める治療を選択すること、また、医療者へ自律的に同意を与えることができるような環境を整えることであ

---

3) Beauchamp & Childress, 1989, p.69, 73.

る。インフォームド・コンセントを実施する医療者は、療養者が自律的に選択する能力を高めるように働きかけなければならない。そのために、インフォームド・コンセントを実施する際、医療者はまず、療養者がもつ疾患とその治療法に関する医療情報を適度に開示する必要がある。次に、医療者は、療養者の疾患と治療法についての説明をおこない、療養者が自身の疾患とその治療法についての理解を向上することのできるように努めなければならないだろう。また、医療者は、療養者の自律性を減ずるような強制等の要素を取り除くようにしなければならない。これら一連の作業を徹底しておこない、医療者は、療養者の自律的な意思決定能力を促進させることが求められる。

3. 難病療養者に対してのインフォームド・コンセント

　医師は基本的にALS療養者へインフォームド・コンセントをおこなう際にガイドライン[4]に則って、そしてがんの領域で推奨されているSPIKESを踏まえ、告知の環境[5]を整えて説明する。このとき医師にとっても多くの事柄を伝えることになることがエネルギーを使うことであるという理解と同時に、そのインフォームド・コンセント1回で、難病療養者が自分の病気や状態について十分な理解をすることがどれほどの労力を要するのかについて、想像してほしい。難病療養者は体調も良くないまま、気力を振り絞って医師からのインフォームド・コンセントに耳を傾けるのであるが、聴くことで精いっぱいになってしまい、その中での様々な選択をおこなった上で自己決定をすることがどれほどのエネルギーを必要とすることかについても想像したり知っておいたりすることが望ましい。

4）日本神経学会 (2013) より、以下のチェックリストに示す。
5）日本神経学会 (2013) より、以下のチェックリストに示す。

病名・告知に際して話すべきこと　チェックリスト

（日本神経学会（2013）より一部改変）

（＊1）告知をする前に環境を整え、資料など準備状況を確認し、十分
　　　な時間を確保する。

（＊2）難病療養者が現状をどのように捉えており、病気をどの程度知
　　　りたいと思っているかをつかむ。

（＊3）すべての情報を一度に伝える必要はない。必要に応じて数回に
　　　分けて詳しく説明していく。

（＊4）重要な情報は最初に伝えるようにする。その際、難病療養者に
　　　とって厳しい情報や良い情報とともに伝えること、難病療養者の動
　　　揺が大きいからといって悪い情報を伝えたのみで終わることのない
　　　ようにする。

（＊5）難病療養者やその家族の反応を見ながら、伝える内容、量、伝
　　　え方を調節する。

（＊6）全体を通して病状や予後など個人差が大きい疾患であり、イン
　　　ターネットや書籍に書いてあることが必ずしも当てはまらないこと
　　　を説明する。

（＊7）治癒を望めない状態だからといって見捨てられるわけではな
　　　く、病状を改善する様々な方法があることを伝える。

（＊8）どうしてこのような伝え方をしたかについても説明を加える。

1：診断に至った理由
　　　○診察所見のまとめやそこからわかること
　　　○検査の目的、結果、そこからわかったこと
2：ALSについての一般論（原因・遺伝性・頻度・発症要因は特定困難・
　　　病態の概略）

　　　○主な症状（四肢麻痺、球麻痺、コミュニケーション障害、呼吸
　　　　筋麻痺）

　　　○今後の予想される症状及びその対処（リハビリテーション、補
　　　　助療法、経管栄養、呼吸補助機器等）

　　　○治療の選択は自己決定が原則であり、自ら理解し選択すること
　　　　が必要となること

　　　○症状を緩和する方法が種々あること

　３：現在提供できる治療

　　　○リルゾールについて、完治させる薬ではないが予後を改善する
　　　　可能性があること

　　　○過度ではない範囲で希望を奪わないように

　　　○提供可能な知見について

　４：研究がどのように進んでいて、今後の見通しはどうか

　　　○諸外国の状況も踏まえて説明する

　５：社会制度利用について

　　　○特定疾患制度、介護保険、障害者総合支援法、「患者会」等

　６：今後の生活を支えるシステムについて

　　　○介護の補助、在宅医療、施設や病院等

　７：経済的支援について

　　　○休職手当、傷病手当金、障害年金、生命保険高度障害、特定疾
　　　　患制度等

　難病療養者、特にALS療養者にとって、厳しい予後について、情緒
的な配慮を盛り込むことが難しい活字から初めて知ることには大きな精
神的ダメージが伴うと考えられる。そのため、それぞれの難病に詳しい
専門医が、責任と誠意をもって説明することが推奨されており、多忙な
医師もできる限りの努力をしているのが現状である。告知前に難病療養

者の精神状態を評価し、うつ状態[6]や認知症[7]等がある場合には、告知の方法について慎重な検討[8]が必要とされている。つまり、それぞれの難病療養者が、難病を抱えた人生をどのように生きるかということに前向きに取り組むことができるように配慮がなされているのである。告知においてはコミュニケーション方法の問題が多くの報告で指摘されており、コミュニケーションが双方向であることや、難病療養者の言葉に注目し、どのように疾病の状態を捉え理解しているかに耳を傾け、寄り添うことが重要である。がんの領域では、SPIKESという方法が推奨されており、ALSにも応用できると考えられている。また、臨床心理士（筆者）がおこなう難病カウンセリング（臨床心理面接）の際にも、難病療養者に対して同様の配慮をおこなっている。

―――――――

[6] 日本うつ病学会「治療ガイドライン（https://www.secretariat.ne.jp/jsmd/iinkai/katsudou/kibun.html）」では、双極性障害や大うつ病性障害についての正しい情報を得ることができる。また、厚生労働省「こころの耳（https://kokoro.mhlw.go.jp/）」では、労働者のメンタルヘルスについて有益な情報を得ることができる（いずれも2022年9月20日取得）。

[7] 日本神経学会「認知症疾患診療ガイドライン2017（https://www.neurology-jp.org/guidelinem/nintisyo_2017.html）」や、厚生労働省「知ることからはじめよう　みんなのメンタルヘルス総合サイト（https://www.mhlw.go.jp/kokoro/know/disease_recog.html）」では、認知症についての正しい情報を得ることができる（いずれも2022年9月20日取得）。

[8] どのような形で告知をすることが適切かについて、多職種が情報共有し検討することも有益である。臨床心理士が告知前のカンファレンスに同席が可能な場合には、難病療養者やその家族についての（うつ病や認知症以外でも）アセスメントを伝えることができ、より全人的な支援をおこなうことが可能となる。

SPIKESを踏まえたALSの推奨される告知

（筆者による一部加筆修正[9]あり）

Step1：Setting up the interview　面談の設定

○静かで心地よく、プライバシーの保つことのできる場所で、対面、180度もしくは90度の位置に座っておこなう。

○十分な時間をとって（少なくとも45〜60分）中断されないように準備をし、院内コールも預ける、もしくはサイレントモードにする。時間が限られている場合にはあらかじめ難病療養者に伝える。

○家族が多数参加する場合には、代表者を指定してもらう。

○家族、精神状態、社会的立場、病歴、問題となる検査結果等の難病療養者の情報を知っておき、すべての情報を手元に持っておく。

○可能であれば、認定難病看護師やソーシャルワーカーや臨床心理士[10]を確保し、同席の許可を得る。

Step2：Assessing the patient's perception　難病療養者の認識を評価する[11]

○難病療養者が自身の身体に起こっている異変をどのように捉え、どの程度知っているかを確認する（「お体の状態について、今までどのようなことを伝えられたことがありますか」「検査をおこなう理由についてどのようなお考えをもちですか」等）。

○難病療養者の理解に誤解がないか、どのように感じているのか（悲観的なのか、楽観的なのか、非現実的な期待をもっていない

---

9)　本章において、難病療養者のこころと身体への十分な配慮とはどのようなことかについて、よりわかりやすく記載するために、日本神経学会（2013）に一部加筆修正をおこなった。

　　か等を探る）。

　Step3：Obtaining the patient's invitation　難病療養者からの求めを
　確認する
　○難病療養者が自身の疾患についてどの程度知りたいと思っている
　　か探る[12]。
　○悪い知らせを聞くことから目を背けることは妥当な心理学的対処
　　方法である。
　○できれば検査を始める前に悪い知らせだったとしても聞いておき
　　たいか訊いておく（「どのように検査結果をお知らせしましょう
　　か。悪い結果であったとしても、すべての情報を知らせてほしい

––––––––

10）インフォームド・コンセントの時点から臨床心理士が難病療養者への支援に参画す
　　ることによって、よりよい全人的な支援につながる。本書執筆時点では、ALS療養
　　者への心理的支援において臨床心理士がかかわるのは、多職種からの依頼があって
　　からで、問題が生じてからの介入となり、問題が複雑化してしまってからであること
　　とが多い。ALS療養者が「死にたい」と訴えるようになるのは、インフォームド・コ
　　ンセント後に連続して直面する「人生における様々な自己決定事項」について、「十
　　分に考える時間」を設けたり、「納得して決定したりする」ことが不可能であった体
　　験が幾重にも積み重なったがゆえに生じる事態である。それゆえ、臨床心理士がイ
　　ンフォームド・コンセントの時点から同席し、「相談する人がいる」と難病療養者や
　　その家族に意識してもらうことがよりよい心理的支援には必須である。（上述の考
　　えは、日本心理臨床学会第41回大会自主シンポジウム（2022年9月11日）の検討時
　　間を経て、鎌田が実感し発言した内容である。）また、ALS療養者が「死にたい」と
　　発言するような事態が生じることによって、家族や支援者らは巻き込まれたり、大
　　きな傷つきを得たりする。難病療養者やその家族、支援者らのこころを守り、平穏
　　な療養生活を送るために臨床心理士が早期から介入することは有益だと考える。
11）第8章の脚注14、4側面に着目したアセスメントもここで活用可能である。
12）ALS療養者は告知の際に、「病気の話はこれ以上聞きたくない」という気持ちでいた
　　り、逆に「病気の話を知りたい」という気持ちでいたりする。すなわち、ALS療養
　　者といっても人によって真逆の心理を有している場合も多い。病状だけではなく、
　　心理状態も難病療養者個々で異なり、個別性が非常に高いと言ってよい。

ですか」等）。

○難病療養者自身が聞きたくないときには他の誰に話しておいたら
　よいか指定してもらう。

Step4：Giving knowledge and information to the patient　難病療養者
に知識と情報を提供する

○悪い知らせであると予告する（「申し上げにくいのですが……」「少
　し厳しい話になりますが……」）。

○難病療養者が理解しやすい知識や語彙を用いること。過度に直接
　的な表現（「根治療法はありません」「死に至る病気です」）や、実
　施可能な治療までも否定するような表現（「治療法はありません」
　「当院ではすることはありません」）は、すべきではない。

○今のところ完治させることはできず、症状は少しずつ悪くなるこ
　とを伝えるが、根治が難しくとも症状緩和のための治療はあるこ
　と、実際の生活を少しでも楽に過ごすためのケアや補助があるこ
　と、合併症は治療できること、最期まで責任をもってかかわって
　いく医療機関があることを、前向きな考えや、希望をもてるよう
　に説明する。

○難病療養者が病気の経過を知りたい場合には、おおよその進行と
　予後について正直に話すが、個人差が大きいことや、予測には限
　界があることを認識させる。予後は変動が大きく、5年、10年も
　しくはそれ以上生存する人もいることに言及する。

○進行抑制薬（例えば、リルゾール）や現在おこなわれている研究
　や参加できる治験について知らせる。

○簡単な絵を描いて疾患についての解剖を説明する。

○質問する時間を頻回にかつ十分にとる。

○難病療養者の機能を維持するためにあらゆることをおこない、難
　病療養者の治療に対する意思決定[13]は尊重されることを保証する。

〇難病療養者のことを継続的に気にかけ、決して見捨てることはないことを保証する。

〇難病療養者支援組織（「患者会」等）について伝え、難病療養者が望めばセカンドオピニオンにも同意する。

Step5：Addressing the patient's emotions with empathic responses
難病療養者が抱く感情に共感を込めて対応する

〇難病療養者の感情は、衝撃、孤独感、哀しみ、沈黙から疑い、羨望、攻撃性、否定や怒りまで様々である。

〇医師の共感的対応（難病療養者の気持ちを推察し、必要に応じて言語化して確認する。非言語的コミュニケーションや沈黙も共感的な対応となりうる。医師としても、もっとよい知らせができたらよかったのにと思っていることやそのような感情を抱くのは無理もないと理解していることを伝える等）は、難病療養者を支え、連帯意識を与えたりすることができる。

〇温かみをもち、注意を払い、尊重すること、正直で思いやりをもつこと、過度に感傷的にならないこと。

13）医学的な治療や措置等に関しての自己決定は、意思決定と呼ばれることが多い。本書において用いている自己決定は、医学的な治療や措置等以外の生きるための事項についても包含している。

14）難病になる前から、「議論」が好きで、「議論」という方法を介して人とのコミュニケーションを常におこなうというパーソナリティの人もいるので、判別が必要である。このStep6では、①病前性格（病前のパーソナリティ）が引き続いているのか、それとも、②もともとは議論等を好んでいないが、難病を抱えて生きていく人生について理解をし、なんとか踏ん張って自分の人生を歩んでいこうと、こころの準備をするために議論しようとしているのか、①②の違いを含めて十分にアセスメントした上で、難病療養者に尋ねて得られた答えを支援と方針に採択することが重要である。

15）この継続的なフォローアップの場にも臨床心理士が同席できることが望ましい。

〇相手のペースに合わせて話すこと。

Step6：Strategy and summary　方針とまとめ

〇治療計画について議論する[14]こころの準備ができているかを難病療養者に尋ねる。

〇実施可能な治療の選択肢を提示し、期待される効果を具体的に議論することで治療効果を誤って理解していないか確認する。

〇話し合いの内容をまとめて話し、記載もしくは録音してまとめておく。

〇告知後の最初の外来は2〜4週後とし、今後定期的なフォローアップをしていく[15]こと。治らないからといって見捨てられるわけではないことを説明する。

〇以下のことは避ける：診断を保留する。不十分な情報を与える。難病療養者が知りたがらない情報を与える。無感情に事務的に情報を伝える。希望を失わせる。

▶ Main Points

☐ インフォームド・コンセントが作られてきた歴史について理解した。

☐ インフォームド・コンセントの実情について理解した。

☐ インフォームド・コンセントをおこなう医師の状況について大まかに理解した。

☐ 望ましい告知の状況について理解した。

☐ 臨床心理士が介入するメリットについて理解した。

▶本章の内容について、より深めるための推薦図書と映画・映像

アルメレイダ，M．（監督）（2017）．映画『Experimenter』（邦題：アイヒマンの後継者　ミルグラム博士の恐るべき告発）

フランクル，V．E．（著）霜山徳爾（訳）（1985）．夜と霧——ドイツ強制収容所

の体験記録　みすず書房

ガステル＝ウルティア，G.（監督）（2021）．映画『The Platform』（邦題：プラットフォーム）

小坂井敏晶（2008）．責任という虚構　東京大学出版会

小坂井敏晶（2013）．社会心理学講義──〈閉ざされた社会〉と〈開かれた社会〉　筑摩選書

リッチャレッリ，G.（監督）（2016）．映画『Im Labyrinth des Schweigens』（邦題：顔のないヒトラーたち，ドイツ語直訳：沈黙の迷路で）

辻省次（総編集）西澤正豊（専門編集）（2015）．アクチュアル脳・神経疾患の臨床　すべてがわかる神経難病医療　中山書店

フォン・トロッタ，M.（監督）（2013）．映画『Hannah Arendt』（邦題：ハンナ・アーレント）

▶引用・参考文献

Beauchamp, T., & Childress, J. (1989). *Principles of Biomedical Ethics* (3rd Edition). Oxford University Press.

フランクル，V. E.（著）霜山徳爾（訳）（1985）．夜と霧──ドイツ強制収容所の体験記録　みすず書房

日本神経学会（監修）（2013）．筋萎縮性側索硬化症診療ガイドライン2013

第2部

難病療養者と
生命倫理

第 **5** 章

自律尊重原則と正義原則

Keywords
自律尊重原則、正義原則、自律性、理性、医療資源

　本章では、倫理四原則のうち、自律尊重原則と正義原則を取り上げ、それぞれの原則がどのような性質であり、また難病療養者の問題を考える上でどのように適用されるのかを分析する。

1. 自律尊重原則

（1）自律性とは

　自律（autonomy）という言葉は、ギリシャ語のautos（自己）とnomos（規則）に由来する。「自己に規則を与え規律よく行動する」というのが自律の本来の意味である。自律性のある人間は、自らの意思で決めて行動できる特性をもつとされる。それに対して、自律性のない、あるいは失った、もしくは自律性を失いつつある人間は、自らの意思で決めて行動できず、他者の意思に従って操作されて行動する特性をもつとされる[1]。

　自律性のある人間をわかりやすくまとめて説明すれば、自らの意思によって①意図的に選択し、②状況を理解して、③支配的な影響を被るこ

となく行為する人と言うことができるだろう[2]。行為者が「意図的に選択する」のように、自ら何かを決めて行動しないのであれば、自律的に行動しているとは言えない。意図的に選択することは、自律性のある人間になるための不可欠な要素と考えられる。「状況を理解して」は、行為者が行動するために、あらゆることを知り尽くすことを意味するのではない。状況を理解するとは、意図的な選択をして行動するために、行為者が必要な情報を得て判断できるように、自らの置かれた状況を理解することを示している。

　「支配的な影響を被ることなく」は、ある人間や組織、あるいは物からの支配的な影響が全くなくなることを表しているわけではない。私たちは社会生活を送る上で、あらゆるすべての面で自由なのではない。私たちは、他者や組織の影響、あるいは多くの規則、慣習、文化等を含む、これまで社会で守られてきたものの影響の下で、ある程度縛られることを自ら選択し、自律性を保ちながら生活している[3]。例えば、大学の中で守られている規則を遵守して行動することや、社会人として組織に所属して働く場合、組織の規則に従い行動することが求められる。あるいは冠婚葬祭や宗教儀式の場合、それらの慣習を守ることも、良識ある人間のふるまいとして求められるだろう。組織の規則また社会の慣習等は、ある種の権威であり、私たちは通常これらの権威に従い行動している。しかし、このようなある種の権威に従って行動するからといって、私たちの自律性が失われるわけではない。これらの規則や慣習に従うことを自ら選択して、権威の影響下にいるのであれば、私たちの意思決定や行為は、自律的なものであると考えられる（例1、例2）。

─────────

1）Beauchamp & Childress, 1989, p.68.

2）Beauchamp & Childress, 1989, p.69.

3）Dworkin, 1976, p.23.

【例1】

　大学において、学生、教職員はともに、授業中の私語厳禁、スマートフォンの使用禁止等を守る必要がある。また、未成年者の学生の場合、いかなる場合も喫煙、アルコール飲酒は許されないが、成人した学生や教職員も、学内での喫煙や飲酒をしてはならない。学内での喫煙や飲酒の禁止は、大学における良識あるマナーとして守られるべきものであり、特に文書化して提示されることなく、学生また教職員が反対せずに従う、大学内の暗黙の規則あるいは慣習と考えられる。学生、教職員は、誰かに強制されるわけではなく、自律的に行動する中で、大学内の規則や慣習を遵守している。強制によるのではなく、自らの意思により規則や慣習に従うのであれば、権威への従順と自律性尊重は、両立して維持されるものとなる。

【例2】

　プロテスタント系キリスト教会の礼拝に参加する場合、牧師の説教を聞き、賛美歌を歌い、祈りの時間をもつ等の教会における慣習に従うことが求められる。特に日本のキリスト教会の礼拝は厳かに実施されることが多く、参加者は自制して行動し、教会での慣習に合わせる必要がある。教会における慣習や権威の影響下で、参加者は行動することになるが、彼らの自律性が侵害されるわけではない。参加者は、自らの意思で礼拝に参加することを選び、慣習や権威の下で行動するため、彼らの自律性は尊重されていると見なされる。自律的に慣習や権威に従うことを行為者が自ら選択しておこなうのであれば、自律性と慣習や権威は、両立するものと見なされる。

（2）自律性と理性

　自律尊重原則は、人間のもつ理性を重視して道徳哲学を構築した、ドイツの哲学者インマニエル・カント（Immanuel Kant）の考え方を基に成り立つ原則である。カントによれば、人間は、他の動物がもたない、人間が道徳的であることを要求する「理性」という無条件に価値のある特性をもつ。理性は、いかなる場合においても侵害されてはならないとされる。理性をもつ人間が自身を傷つけ自死すること、また、理性をもつ人間が他の人間の意思を無視して、自身のために他の人間を都合よく使うこと等は、人間の理性を侵害する行為と見なされる。カントは、理性をもつ人間の自律性を尊重せず、人間を使うような行為を決して許してはならないと考えた。カントによれば、理性をもつ人間を物のように道具的な「手段」として用いて、粗末に扱ってはならない。理性をもつ人間を尊重し、究極的な価値のある崇高な「目的」として扱わなければならないとされる[4]。自律尊重原則は、理性をもつ人間が自律的に決定した考えや行為を、他の人間が制限したり侵害したりしてはならないとするカントの考え方を基に成り立っており、現代において重んじられる倫理四原則の一つと考えられている（例3）。

【例3】

　奴隷制のように、主人である所有者に奴隷が従い、奴隷の理性ある人格が否定され、所有者の思うまま使われるのであれば、奴隷の自律性は侵害されていると言える。奴隷は、主人の所有物のように使われ、所有者の手段として扱われることになる。理性ある人間を目的として扱うべきとするカントの見解に全く反する行為である奴隷制は、自律

4）Kant, 1998, p.37.

性を軽視した社会制度である。人間の理性の尊さを重視したカント道
徳哲学、また倫理四原則の一つである自律尊重原則から考察すると、
人間のもつ理性を重んじず、理性ある人間の自律性を侵害する奴隷制
は、受け入れてはならない社会制度であることは明らかだろう。

　人間が自律的に行動するからといって、道徳的に行為するとは限らな
い。ある人間が規則に反する行動や他者に危害を与える行動を自律的に
選択し実行すれば、その人間の行為は、不道徳的なものと見なされるだ
ろう。不道徳な行為をする人間の自律性は、尊重される必要がなく、そ
のような人間の自律性は制限されるべきである（例4）。人間が理性的に
行動する限りにおいて、人間の自律性は尊重されることになる。

【例4】
　テロリストが反社会的な思想の下、他者を傷つけるような行為を自
律的にする場合、そのような自律的な行為は、尊重されるべきではな
い。他者を傷つけるような行為は、道徳性に反しており、阻止されな
ければならない。自律性の尊重は、他者また自身を傷つけないような
理性的な行為に限る、という条件つきで認められるものである。反社
会的で、非理性的な性質をもつ人間が、そのような性質の下で自律的
な行為に至る場合、社会への害を回避または軽減するために、その人
間の自由や自律性を制限しなければならないだろう。

（3）自律性と難病療養者
　倫理四原則を含む生命倫理に関する原則や理論を、人間の一般的な出
来事や日常での起こりうる行動だけでなく、難病療養者、また療養者に

かかわる人々の行動にも適用して、私たちは、原則や理論が意味する内容を考察することができる。ALS療養者の中でも特に病状が進行し、身体のある一部分の機能だけが残されている、あるいは閉じ込め症候群と呼ばれる状態の療養者は、循環・呼吸機能をTPPV（侵襲的人工呼吸器）に頼ることにより長年生き続けることができる。だが、閉じ込め症候群の療養者は、自分の意思で身体を動かすことができず、限りなく不自由になっている状態である。意識や精神機能は、鈍麻したり、衰えたり、停止したりすることなく保たれるが、自分の意思通りに身体を動かすことがほとんどできないため、家族や支援者の助けがなければ、日常の生活をおこなうことができない。

　通常、ALS療養者は、療養者自身の意思を、家族や支援者に代替して読み取ってもらうため、コミュニケーションツールを用いた支援が必要となる。閉じ込め症候群の状態になると、コミュニケーションツールを活用しても、意思を十分に伝えることが不可能になる。そのため、自身の苦難に満ちた状況に絶望し、死にたい願望が生じるようになるALS療養者が少なくない。ALS療養者の死にたい意思を尊重すれば、療養者が自死するのを許容することになる[5]。だが、意識や精神機能が鮮明にあり、理性をもつALS療養者を自死させるのを、医療者が認めることは困難だろう。病状が進行したALS療養者の絶望した気持ちを理解した上で、理性的に生きる能力を療養者がもつ間、医療者、療養者の家族そして支援者は、療養者が希望をもって生きることのできるように、サポートすることが大事である。療養者が理性ある生命を絶つ意思をもつ場合において、医療者は、療養者の意思をそのまま尊重するので

5）しかし、病状が進行したALS療養者の場合、自分の意思で身体を動かすことができず、積極的に自ら命を絶つこともできなくなる。そのような病状の重いALS療養者は、食べ物を取り入れるのを拒否し、餓死することにより消極的な自死を遂げる場合がある。

はなく、療養者の家族や支援者と協力して、療養者に生きることを肯定的に捉えてもらうように努めるべきだろう。

　また、難病療養者にかかわる人々を考えると、ある人が難病となる慢性疾患を発病した場合、療養者の支援者（例えば、家族や医療従事者等）は、療養者に協力的に支援することを求められる。だが、支援を続けるうちに、難病療養者の支援者にストレスが蓄積され、その結果、協力的な支援どころか、支援者が難病療養者への虐待を始めてしまう場合があり、臨床現場では大きな問題になっている。支援者が難病療養者へ虐待をする行為は、支援者が自律性をもっておこなう行為だが、そのような行為は当然尊重されるべきではない。上述したように、ある人の自律性のある行為が他者に害を加えてしまう場合、その人の自律性は尊重されるべきでなく、制限される必要がある。自律尊重原則を理解する上で大事なのは、自身の考えや行為が、他者また自身に対して、悪意のある理不尽な危害を与えない場合において、人間が自律的に決定したものを尊重すべきである、ということである。自律尊重原則は、いかなる状況においても守られなければならないものではなく、行為者が理性ある行動をして、理性をもつ他者や自身に理不尽な危害を与えない限りにおいて、という条件つきで保護される原則と考えられる[6]。

　難病療養者を含む、療養者自身の自律性を尊重し医療を実施することは、療養者の意向を反映せず、医師が治療法や対処法を一方的に決めてしまうパターナリズム[7]の考えに基づく医療を乗り越えた、よりよい医療と捉えられ、現代医療において特に重んじられる[8][9]。だが、難病療

6）喫煙することを自身で決めた人の考えを尊重する場合、その人の健康を害することにつながるとも考えられる。だが、喫煙することを決めた人は、喫煙により精神的安らぎやストレス回避等を得ることにより、本人にとってメリットになることも考えられるため、理不尽な損害を被るとは言えないという理屈が成り立つ。そのため、喫煙するのを自身で決めた人の自律性は、尊重されるべきだろうと思われる。

養者は、難病に対する人々の無関心、偏見、差別を多く経験し、疎外感を感じ、自暴自棄になり、非理性的な行動をすることが少なくない。また、大脳の前頭葉等に神経変性を来すような難病療養者は、人格が変わり、行動障害等の症状が出るため、理性を失った行動をするようになる[10]。そのため、難病療養者に関しては特に、差別等の経験や病状の重さのため、療養者が理性的な行動を失う場合が多くあることを、私たちは理解すべきだろう。

　まず、難病療養者が人々の無関心、偏見、差別の対象になることのないよう、また療養者が理性を失い粗暴に行動することのないようにするために、家族を含む支援者のみならず、周りの社会もまた、療養者にとって協力的な存在となるべきだろう。医療者は、難病療養者が理性的に行動できる環境を整え、症状や治療に関する適切な情報を療養者に提供する必要がある。医療者は、難病療養者が自身の症状や治療についてしっかりと理解する、治療法等を正しく選択して判断する、さらに難病療養者の自律性を阻害する要素を取り除くことのできる環境を作り、難病療養者の自律性を促進するよう努めるべきだろう。また、難病療養者を支援する人々が抱える負担を考え、支援者のストレスを軽減し、支援者が非理性的にふるまうことなく、協力的に行動するように促す体制作りが求められる。

---

7)　パターナリズムは、家庭において親が子どもの将来を考え、子どもの意向を省みず、親の意向に従い、子どもの代わりに意思決定することを意味する。同じように、医療上のパターナリズムは、医師が患者の意向を尊重することなく、患者の健康のためになるように、患者の代わりに意思決定して医療を提供することを示す。

8)　Varkey, 2021, p.19.

9)　United States, 1983, p.44.

10)　前頭側頭葉に神経変性が生じて、人格変化や行動障害が生じる難病については、難病情報センター（https://www.nanbyou.or.jp/entry/4841）を参照のこと（2022年12月4日取得）。

2. 正義原則

（1）正義とは

　公正な医療を提供し、医療資源を公平に配分することを求めるのが正義原則である。われわれは、市民生活を送る上で、公共サービスを等しく受ける権利をもつという考えに根差して、正義原則は作られている[11]。権力をもつ人々等が、医療資源を独占するような事態があってはならない。また、男女の性別や人種の相違によって、医療資源が特定の人々に集中して不平等に配分されるようなことは許されないだろう。男女の性別や人種等は生まれながらの特質であり、それらの特質の有無により、人々が平等に扱われず、医療資源へのアクセスが制限されてはならない[12]。

　さらに、正義原則は、医学研究において被験者を選定する際の公正さを保つためにも適用される。意思決定を明確に示すことのできる対象者を被験者として選び、被験者の考えを尊重し、民主的で公平な医療研究を進めることが重要となる[13]。新生児、幼児、精神疾患をもつ療養者のように、意思決定ができない、あるいは意思決定能力に問題のある対象者を被験者に選定すれば、研究対象者の意向を反映することができない。その結果、研究者本位で研究を進めるようになり、公正さに反する研究となる可能性が高まる。意思決定能力がない、もしくは意思決定能力に問題のある対象者を選んで医学研究を進める場合、研究者は、自身の思惑に従い研究をし、被験者保護の観点が薄れていき、公正でない研究を

11）Beauchamp & Childress, 1989, p.259.

12）ある人がリスクのある行動を繰り返して病気になった場合、その人には病気になった責任が生じることになり、必ずしも公平な医療資源が与えられるとは限らないかもしれない。

13）Pratt et al., 2020.

する恐れがあるからである。研究対象者である被験者のことを考えずに、研究者の個人的な利益を最優先するような研究は、被験者を含めた社会のために還元できるようなものにならないだろう。そのため、医療資源、また医療資源を用いて得られた公正な研究の結果を、人々に公平に配分しなければならないとする正義原則に反するものになる。正義原則に照らし合わせて考えると、意思決定を示すことのできる研究対象者を選定し、研究結果が研究者のみならず、対象者を含めた社会のためになるような公正かつ公平な研究を実施することが求められると言える（例5）。

【例5】

　小児や知的障碍者を被験者として、開発中の薬品の効果を調べるために、被験者に薬品を投与する臨床研究は、被験者の選定を誤った、非倫理的な研究と言える。小児や知的障碍者は、十分に自身の意思を伝えることができないため、研究者側は、被験者を操作して、都合の悪い研究内容の情報等を明らかにせず、公正でない研究を進める可能性が高い。結果として、本来守られるべき小児や知的障碍者を被験者に選定し、研究者の都合のよいように用いて進める研究は、制限ある医療資源を使用して進め、公正な研究の結果を、社会に還元し公平に配分すると定める正義原則に反することになるだろう。

（2）医療資源の配分と難病療養者

　難病療養者の状況を考える場合、療養者は、病気に長く見舞われ、治療費が高額になり、希望する治療を受けられないことが多い現状がある[14]。その結果、難病療養者が医療資源へアクセスする機会が制限され、医療資源を公平に配分する正義原則に反する事態を招くことが考えられる。正義原則の観点から見ると、難病療養者が治療のために必要な

医療資源へアクセスできる機会を増やすために、医療者が準備する取り組みは不可欠なものとなるだろう。医療者は、難病療養者を含めた人々が求める医療資源を公平に配分できるように、医療の環境を整備しなければならない。

　難病療養者、急病で高度な医療機器を必要とする療養者、新型コロナウイルス感染症の療養者等、人工呼吸器を含む高額な医療機器を必要とする人々が多くいる。高額な医療機器を必要とするすべての難病療養者の需要を満たす医療機器の供給ができれば問題はない。だが、高額な医療機器になれば、各医療施設が購入し、保管できる台数に制限ができるようになるため、医療資源が稀少になり、療養者が必要な医療を受ける機会が減少することが予測される。医療者、また医療上の政策に携わる人々等は、稀少な医療資源をどのように国民に配分するかを考えなければならない（例6）。

【例6】

　新型コロナウイルスに感染した療養者の症状が重症化した場合、循環・呼吸機能を維持するために、人工呼吸器やECMO（エクモ）が必要となる。感染した療養者が急激に増え始めると、病床のひっ迫、また重症患者へ供給する人工呼吸器やECMOが不足するようになった。人工呼吸器やECMOの配分は、療養者の社会的地位や経済力等により判断されてはならない。療養者が人工呼吸器やECMO等の医療資源をどれくらい緊急に必要としており、待機名簿に登録されてからの期間等を考慮して、療養者へ医療資源が公平に配分される必要がある。

---

14) Tang & Makuuchi, 2012, p.1.

　稀少な医療資源が提供されることにより、命が救われる療養者が多くいる場合、どの程度の症状の療養者への提供が優先されるべきか。このような問題は、療養者が答えることができるものでなく、また療養者の判断や自律性に直接関係する内容でもないため、自律尊重原則を適用して解決できるものではない。療養者の要望を受け、医療者や医学上の政策者が正義原則を適用または参考とすることにより、療養者のために医療資源が公平に配分されるように努めることが大事となるだろう。

　医療資源へのアクセスや資源配分に関して、慈善心や同情心をもつ人々また組織による自発的な善意に従い、医療資源を提供するのがよいのではないかと考える人たちがいる。しかし、国レベルでの医療資源へのアクセスや資源配分の問題を考える場合、慈善心や同情心に頼っても問題解決に遠く及ばない。国の施策として考えると、療養者の身分や財産等の相違に関係なく、医療資源が療養者に公平に配分されることを定める正義原則に人々は従う必要がある[15]。正義や公平性をベースとした、ある種の強制力をもたせる方法に基づく施策が必要とされる。

　また、老年より若年の療養者へ稀少な医療資源を提供することを推奨する人たちがいる。若年の療養者に医療資源を集中したほうが、療養者の助かる見込みが高く、療養者が寿命を全うするのを最大化できると考えるのである[16][17]。しかしながら、年齢により稀少な医療資源を配分することは、年齢差別にもつながり困難となるだろう。難病療養者の病状が重く、人工呼吸器等の利用できる台数に制限のある医療資源を必要とする療養者が、どの程度生きられるのかについては、医療者でもわからないことが多い。社会的地位、人種、性別と同様に、年齢による差別に

15）Beauchamp & Childress, 1989, p.276.

16）松野，2012，pp.13-14.

17）Childress, 1984, pp.27-28.

18）三ツ村，2020.

よって、医療資源の配分を含む治療のことを決めるべきではない[18]。難病療養者がどの程度医療資源を切迫して必要としているか、医療資源の待機名簿に登録後どれくらい待っているか等の公平かつ明確な基準に基づき、療養者に医療資源が配分されるべきだろう。

▶ Main Points

☐ 自律尊重原則について理解した。

☐ 正義原則について理解した。

☐ 難病療養者に関する自律性の問題について理解した。

☐ 難病療養者に関する医療資源配分について十分に理解した。

▶本章の内容について、より深めるための推薦図書

赤林朗・児玉聡（編）（2018）．入門・倫理学　勁草書房

ビーチャム，T. L.・チルドレス，J. F.（著）永安幸正・立木教夫（監訳）（1997）．生命医学倫理　成文堂

伏木信次・樫則章・霜田求（編）（2020）．生命倫理と医療倫理（第4版）　金芳堂

霜田求（編）（2018）．テキストブック生命倫理　法律文化社

▶引用・参考文献

Beauchamp, T., & Childress, J. (1989). *Principles of Biomedical Ethics* (3rd Edition). Oxford University Press.

Childress, J. F. (1984). Ensuring Care, Respect, and Fairness for the Elderly. *Hastings Center Report*, 14, 27-31.

Dworkin, G. (1976). Autonomy and Behavior Control. *Hastings Center Report*, 6, 23-28.

Kant, I. (1998). *Groundwork of the Metaphysics of Morals* (Edited by M. Gregor & J. Timmermann). Cambridge University Press.

松野良一（2012）．希少医療資源である移植用臓器の配分問題に関する研究──QALYの効用と限界を中心として　総合政策研究，20，13-14.

三ツ村崇志（2020）．「命の選別をしないために」想定される人工呼吸器不足の備え、タブーを超えた議論を　Business Insider Japan（2020年4月28日付）https://www.businessinsider.jp/post-211963（2022年12月4日取得）

難病情報センター. 前頭側頭葉変性症（指定難病127）https://www.nanbyou.or.jp/entry/4841（2022年12月4日取得）

Pratt, B., Wild, V., Barasa, E., Kamuya, D., Gilson, L., Hendl, T., & Molyneux, S. (2020). Justice: A Key Consideration in Health Policy and Systems Research Ethics. *BMJ Global Health*, 5, e001942. https://gh.bmj.com/content/5/4/e001942

Tang, W., & Makuuchi, M. (2012). Intractable and Rare Diseases Research. *Intractable and Rare Diseases Research*, 1, 1-2. doi:10.5582/irdr.2012.v1.1.1

United States (1983). *President's Commission for the Study of Ethical Problems in Medicine and Biomedical and Behavioral Research, Deciding to Forge Life-Satisfying Treatment*. U.S. Government Printing Office.

Varkey, B. (2021). Principles of Clinical Ethics and Their Application to Practice. *Medical Principles and Practice*, 30, 17-28. https://doi.org/10.1159/000509119

第**6**章

無危害原則と善行原則

Keywords

無危害原則、善行原則、二重結果原理、慈善的行為

　本章では、倫理四原則のうち、無危害原則と善行原則を分析し、難病療養者の保護や支援と関連させて、意図せず人に危害を与えてしまうことであれば許されるとする二重結果原理の問題点、慈善的行為の必要性等を明らかにする。

1. 無危害原則

(1) 無危害とは

　無危害原則は、字義通り危害を与えないことを意味する。古代のギリシャ人で医学の父と言われるヒポクラテスの誓いにおいても、「危害を加えたり不正を行う目的で治療するな」が医師の義務と考えられている[1]。無危害原則は、「療養者に危害を与えないようにして保護する」と

1）ヒポクラテス，1985，pp.580-582.

いう、医療行為における基本的に守られるべきことを述べる原則である。仮に療養者に危害を与えることが医療において許されてしまえば、医療者が療養者を傷つける行為、さらに言えば、療養者を殺す行為まで許されてしまうと考えられ、大きな問題になることが予測される。

　例えば、医療者が療養者に危害を与えることが許容されれば、医療者は、自身と性格や考えが合わない、あるいは、言うことを聞かない療養者に対し、健康を害するような誤った医療措置を施すかもしれない。本来、医療は、療養者の健康を取り戻すために治療する役割をもつ。自身と合わない療養者に対して、医療者が自分本位の不適切な考えや判断に従い、誤った医療情報や治療を提供することにより、療養者の健康を害するようなことをすれば、医療の役割に反する無慈悲であり不適切な行為をすることになり問題である。療養者に危害を与えないことを定める無危害原則は、医療者による無慈悲かつ不適切な行為を防ぐために必要とされる倫理原則である。無危害原則は、倫理四原則のうち、医療者が最低限守らなければならない最も基本的な原則と言える[2]。また、次に述べる療養者に最善の恩恵を与えることを定める善行原則よりも、根本的に大事な、かつ守られるべき原則と考えられる。

　無危害原則は、療養者に害を与えず、療養者を保護する役割のある原則であり、療養者の身体に負の影響が及ぶことを回避する内容が示されている。だが、療養者に危害を与えないよう定める無危害原則は、いかなる状況においても療養者に害を与えてはならないことを意味する原則ではない。仮に無危害原則がどのような状況下でも害を与えてはならないような原則であるとしたら、医療上、多くの弊害が出てしまうだろう。

　例えば、療養者に危害を与えてはならないことを厳密に守るとすれば、療養者への手術でさえ、療養者の身体にメスを入れ身体を傷つけて

2）Kissane et al., 2017, p.28.

害を与える行為であるため、許容できなくなってしまう。手術は、治療目的により、療養者の身体にメスを入れ、身体にある程度の危害を与えることを前提に成り立つ行為である。そのため、療養者へ危害を全く与えてはならないことを忠実に守れば、医療者は、手術のような医療措置でさえできなくなってしまう。医療行為上、厳密な意味において療養者に害を全く加えないことは、ほとんどあり得ない。無危害原則において、手術を含む治療により、療養者の身体によい結果が得られるだろうという目的や意図があれば、療養者にある程度の危害を加えるのは許される、と理解することが重要である。

（2）危害の許容

　無危害原則における、療養者への危害を許容できる範囲や事柄を理解するには、「二重結果原理」の考えを基に考察すると明確になるとされる。二重結果原理によれば、ある行動によって意図された効果による結果と、その行動により意図しないが予見された効果による結果の間には差があるとされ、行為者は、意図しなかった効果による結果の責任を負わないとされる。つまり、意図された効果により、よい結果を導くための目的を見出せれば、意図しないが予見された別のよくない結果を許すことができる、と二重結果原理では考えられる[3]。二重結果原理を医療行為に応用すると、意図された治療の効果によるよい結果を出す目的があれば、意図しないが予見された身体によくない別の結果、例えば、患者に侵襲して手術をし、身体へある程度、危害を与えてしまう結果は許される。患者に危害を与えないことを基本とする無危害原則において、手術のような療養者への侵襲行為が許容される合理的な理由を、二重結果原理により上手く説明できるとされる。

3）Faris et al., 2021.

　しかしながら、二重結果原理の考えを発展させると、意図された効果によって、よい結果を導く目的や意図があれば、意図しないが予見はされた人を殺す結果になったとしても、許容されてしまい問題である。例えば、戦時下において、自国にとって敵国に勝つことは、意図したよい目的であり、戦争に勝てばよい結果となる。戦争に勝つことを目的として、敵国に攻撃を開始し、その目的を果たした結果、敵国において多くの犠牲、死者が出ることは、自国にとって意図しないが予見された別の結果と解される。二重結果原理によれば、人を殺すことは悪いことだが、戦争に勝つというよい目的を果たすために、攻撃した敵国の人々を殺してしまうのは、自国にとって、意図しない予測された別の結果として許されることになる（例1）。

【例1】

　人を殺すことは、多くの場合、正当化するのが困難であり、よくない行為と言える。だが、戦時下において、戦争に勝つ目的で、敵国の兵士をはじめとして、市民を殺すことは、平時において、罪のない人を殺す殺人と比べ、意味合いが異なり道徳的に悪くない、と二重結果原理では見なされる。戦時下では、戦争に勝つ目的で敵国の兵士を「殺すこと」は、道徳的に悪い行為である「殺人」と見なされない。他方、平時の状態において、自分が殺されそうになる場合の自己防衛として人を殺してしまう場合を除き、罪のない人を殺すことは、道徳的に悪い殺人と見なされる。戦争になり敵国に攻撃を加えれば、多くの犠牲者が出ることは予測される。だが、二重結果原理で考えると、戦時下では、人を殺すことではなく、敵国に戦争で勝つことが自国にとって意図する目的であるとされる。そのため、戦争に勝つ目的を果たす結果として、多くの兵士や市民を犠牲者にする人を殺す行為は、予測できたが意図せず得られた結果であり、意図的に人を殺め、道徳的に悪

い行為である殺人と異なり、許容されるものと見なされる。

　同様に、医療の現場において、難病療養者が、身体のひどい痛みで苦しむ際、医療者が療養者のひどい痛みを緩和する目的のために、モルヒネを大量に用い、療養者が死に至ったとしても、二重結果原理では、許容されてしまう。難病養者のひどい痛みを緩和するという意図したよい目的がある場合、モルヒネを用いて痛みを緩和した結果、療養者を死に至らせてしまう別の結果を、医療者は、予測していたが意図したわけではない。そのため、二重結果原理において、難病療養者のもつひどい痛みを緩和する目的で大量のモルヒネを使用し、意図しないが予測していた療養者を死に至らせてしまう結果は、正当化されてしまうだろう[4]。

　意図したよい目的に従って行動し、その目的を果たす結果として、予測されるが意図しない副次的に得られる悪い結果を許容する二重結果原理は、意図しなければ悪い結果が得られてもよしとするため、悪用されるリスクが高い[5]。そのため、行為者は意図したよい目的に従った行動をし、目的を果たす結果として、意図しないとはいえ、悪い別の結果を招くことが予測できるのであれば、そのような行動を慎むべきだろう。単に意図しない副次的に得られる悪い結果を許容するという考えでは、人を殺す結果を導く場合においても、そのような行為が正当化されてしまう。人を殺した行為者が、人を殺す結果になることを予期していたが、意図しない結果だったと理由づけることにより、他者を殺す行為を、二重結果原理を悪用して正当化することが考えられる。

　意図せず副次的に得られた悪い結果を正当化するために、二重結果原

4) Kockler, 2007, pp.369-371.
5) FitzPatrick, 2012, p.185.

理が悪用されるのを防ぐ必要がある。二重結果原理を用いて正当化できるのは、意図するよい目的を達成するために得られるすべての意図しない悪い結果でなく、理性をもつ人間を治療目的以外で傷つけたり、また殺めたりすることにならないような結果に限る、等と条件づけをすべきである。そのような条件を付帯しないと、人の命をないがしろにする行為でさえ、意図したわけでなく副次的に得られた結果だからよいと、二重結果原理を用いて安易に正当化する悪用が生じるだろう。無危害原則を適用する際における、危害の範囲を適切に定めるために用いられる二重結果原理の本来の目的に反して、人を殺める結果が許容され不道徳な行為が認められることを防ぐために、原理の適用の際の条件を定めておく必要がある[6]。療養者にできる限り危害を与えない、療養者を保護するという、無危害原則において守られるべき決まり事を遵守するために、療養者を治療目的以外で傷つけない、また療養者を殺めてはならない等の条件を課して、二重結果原理を適切に活用することが望まれる。

6）二重結果原理は、意図したよい目的を果たす結果として、意図しないが予測していた悪い結果を招いたとしても許容すべきであるという考え方に基づく。意図するよい目的をもてば、意図しない悪い結果が許容されてしまうため、自己保身のために道徳心をもたない人が二重結果原理を悪用することが考えられる。道徳心をもつ人が、社会の公正さを保つために、二重結果原理を正しく使う必要がある。無危害原則における危害の許容を説明するために、二重結果原理が用いられる。言うまでもなく、無危害原則は、療養者を保護する目的で作られた原則である。無危害原則における危害の許容に関する二重結果原理を踏まえた説明は、医療者が意図したわけではなかったが予測していた悪い結果を招いた際、自己保身するために使われてはならない。二重結果原理を用いた説明は、道徳心をもつ医療者が、患者のために意図したよい目的を遂げる結果として、患者に対して全く悪意なくやむを得ず害を及ぼす結果となってしまった場合（ただし、人を殺す結果になる行為は対象外）において、自身の行為を適切に弁護し、正当化するために用いられるべきである。

2. 善行原則

（1）善行とは

　療養者にとって最善の結果を導き出すように行動することを求められるのが善行原則である。前述した療養者に危害を与えない行動を促す無危害原則よりも、療養者のためになる行為をより積極的に実施することを、善行原則では要求される。療養者にとっての最善の利益を考え、医療者は行動する必要がある。療養者の健康を回復あるいは増進させること等により、療養者のための最善の利益を追求する善行原則は、医療者が皆、目指すべき目標、また守るべき原則と考えられる。

　善行原則は、医療者が目指すべき目標、守るべき原則と考えられる半面、療養者に対して最善の利益を求めるという特性上、高い理想的な原則として捉えられることが多い。そのため、善行原則は、医療者が守らなければならない義務のようなものというより、医療者が慈善的に取り組むことを示す原則として理解される[7]。その結果、原則本来の役割である、人間の行動に規律を与え、人間が遵守して行動するよう仕向けるある種の縛りが、善行原則から失われる恐れがあるとも言える。しかし、医療者が療養者の健康回復のために、できる限りのことをして尽くす必要があるという、医療の本質にかかわる目的に沿う行動を、善行原則では求められる点において、やはり、医療者が皆、善行原則を守る必要があると見なすほうが適切である。

---

7) 第4章で紹介したSPIKESの項目の中に、医療者がやらなければならないこと以外に、療養者の話しやすい雰囲気を作る等の、医療者が慈善的におこなうのがよいとされる要素が書かれている。医療者が慈善的に実施したほうがよいとされるそれらの要素は、療養者へ最善の医療を提供するために行為することが求められる善行原則の考えに合うものと言える。

（2）慈善的行為と難病療養者

　医療者による難病療養者への支援においては、支援の方法がわからなかったり、確立されていなかったりして、療養者への慈善的な支援は求められず、必要最低限の支援をすればよいという風潮が以前はあった。だが、現在では、医療者が難病療養者への支援を多く経験し、支援の方法が充実してきたため、医療者が療養者を支援する際、慈善的な取り組みを進めたほうが、療養者への治療効果を発揮することがわかっている。例えば、強皮症の療養者を支援する際、医療者は、療養者の話をゆっくりと時間をかけて聴いた後に治療法を提示する、また、理学療法士、作業療法士、言語聴覚士等と協同して、慈善的に入念に治療に取り組むほうが、療養者は、自身の身体機能を最適化して保つ努力をするようになる[8]。そのため、強皮症の療養者への支援をする医療者は、単に義務的に形式的に支援するのでなく、療養者への配慮をもち続けるようにして、療養者の健康のためになることを、多職種の専門家と連携し慈善的に支援に取り組むようになっている。

　難病療養者の病状は重いため、医療者は、少しでも療養者の病状が軽減されることを望んでいる。医療者は、難病療養者への支援の経験を積むにつれ、療養者の健康のために最善のことができるように、熱心に慈善的に療養者への支援を続けるようになり、よりよい効果を出している。このような状況を見ると、療養者にとって最善となるように、医療者の慈善的な行為を促す善行原則は、現代医療における難病療養者への配慮や治療を改善する点において、重要な役割を果たす原則と考えられる。

　医療者は、何も自身の生活を犠牲にしてあらゆることを尽くし、療養者にとって最善の利益になるような医療活動をおこなう義務を負うわけではない[9]。善行原則において求められるのは、医療者が豊富な医療の

8) Saketkoo et al., 2014.

知識と経験をもつ専門家の見地から、療養者の健康回復のために、誠実に業務に従事して、療養者の健康のために最善となるような医療行為を実施することである。療養者のことを考えず、療養者への配慮のない不誠実な行動を、医療者は慎まなければならない。反面、療養者のためになると考えて、過度に干渉して療養者に尽くすような、行き過ぎた医療を提供することもまた、最善の医療とは考えられないため、善行原則から逸脱した行動と見なされるだろう。無危害原則に比べ、善行原則は、医療者がより積極性をもって慈善的に行動することを求めるため、善行原則に従う医療者は、療養者に対する一層高い責任感や配慮をもって行動する必要があると考えられる。

（3）善行原則と自律尊重原則の対立

　医療者は、高度な医学の知識をもつ専門家として、療養者に危害を与えないようにしなければならない。だが、無危害原則のみを遵守することにより、医療者の業務が全うされるわけではない。医療者は、高度な医学の知識を最大限に適切に活用し、療養者の健康のために最善の利益になるように行動したほうがふさわしく、善行原則を遵守して医療行為を実践することは重要であると考えられる。

　しかし、療養者の健康のために最善の結果を導き出すことを求める善行原則を遵守するのが難しい状況は多くある。善行原則は、療養者の健

9）臨床心理学において、医療者が療養者に尽くし過ぎてバーンアウト（燃え尽き症候群）してしまうことへの注意も喚起されている。医療者は、療養者に尽くさねばならないという義務感をもっている場合が多く、過度に支援してしまうことが頻繁にある。また、慢性疾患の療養者の中には、自分たちは慢性的な病気であり、治療して直すのが困難であるため、自分たちは尽くされるべき存在であり、医療者によって世話をされ配慮されて当然である、と無意識に思っている人たちが少なくない。慢性疾患の療養者による要望と、医療者側の義務感の両方が行き過ぎる結果、医療者がバーンアウトしてしまい、医療上、負の結果をもたらすことを回避しなければならない。

康にとって最善の利益となる結果を導くのがよい、とする前提で成り立つ原則である。ある医療者が善行原則を重んじて、療養者の健康回復や増進のために最善となるような行動をとるとしよう。だが、そのような「療養者の健康のために最善のことをおこなった」と医療者が考えたとしても、療養者が求める医療行為は、医療者が善意でおこなったものと大きく異なり、むしろ療養者を害することになる場合がある。

　例えば、暴漢に襲われた人が大量出血して、病院に運び込まれたとする。医療者は、大怪我を負った人の健康を回復するために最善のことをしようと、緊急時において療養者の意思を確認できないまま、療養者に輸血し手術を実施したとしよう。善行原則に従い、療養者の健康を取り戻すために最善の治療をして、療養者の命を救えたとする。だが、後に療養者は、他人の血液が自身の身体に入ることを頑なに拒むような信条をもつ人であることがわかったとする。大量出血して病院に運ばれたとき、輸血について医療者から繰り返し尋ねられれば、輸血を拒否することができた、と療養者が後に抗議したとしよう。そのような場合、医療者は、療養者の健康の回復のために最善のことをしたつもりだったが、医療者の行為は、療養者が本来もつ信条や自律的な考えに反したものとなってしまう（例2）。

　このように、療養者の健康のために最善になることを優先させる場合、療養者のもつ自律的な考えを尊重しない結果を導き、善行原則と自律尊重原則の間でジレンマが生じてしまうことがある。原則間のジレンマが生じた場合において、どちらの原則を優先すべきかについて決まった考え方はない。医療上の状況に応じて、どの原則を優先すべきかを考えなければならないが、原則に従った行為の結果や原則間のジレンマ問題等を医療者同士で協議しながら、療養者にとってよりよい医療を提供する必要がある。

【例2】

　交通事故により重傷となった療養者が緊急で病院に運ばれる。重症の療養者から意思を確認できず、療養者の家族を特定することができない場合において、医療者は、医療ケアチームとともに、療養者の命を救うことを最優先として、療養者への輸血を必要とする手術を開始することを選択する。手術が成功し、療養者が回復した後、療養者が、宗教上の理由から、他人からの輸血を完全に拒否する考えをもっていることが判明する。医療者側は、患者の意思を確認できない状況において、療養者への輸血を含む治療を実施することが妥当であると考える。しかし、療養者は、自身の意思を示すことのできない状況だったとはいえ、宗教上、他人の血液が身体に流れることは許されないと抗議する。このような場合、療養者は、医療者側の対応を不誠実と見なし、自らの信仰を含む自律性が侵害されたとして、医療者側を訴えることがありえる。

▶ Main Points
☐ 無危害原則について理解した。
☐ 善行原則について理解した。
☐ 二重結果原理について理解した。
☐ 原則間の対立について十分に理解した。

▶本章の内容について、より深めるための推薦図書

赤林朗・児玉聡（編）（2018）．入門・倫理学　勁草書房
ビーチャム，T．L．・チルドレス，J．F．（著）永安幸正・立木教夫（監訳）（1997）．
　　生命医学倫理　成文堂

伏木信次・樫則章・霜田求（編）（2020）．生命倫理と医療倫理（第4版）　金芳堂
霜田求（編）（2018）．テキストブック生命倫理　法律文化社

▶引用・参考文献

Faris, H., Dewar, B., Dyason, C., Dick, D. G., Matthewson, A., Lamb, S., & Shamy, M. C. F. (2021). Goods, Causes and Intentions: Problems with Applying the Doctrine of Double Effect. *BMC Medical Ethics*, 22, 141. https://doi.org/10.1186/s12910-021-00709-0

FitzPatrick, W. J. (2012). The Doctrine of Double Effect: Intention and Permissibility. *Philosophy Compass*, 7, 183-196.

ヒポクラテス（著）大槻真一郎（編集・翻訳責任）（1985）．ヒポクラテス全集　第1巻　エンタプライズ

Kissane, D. W., Bultz, B. D., Butow, P. N., Bylund, C. L., Noble, S., & Wilkinson, S. (Eds.) (2017). *Oxford Textbook of Communication in Oncology and Palliative Care*. Oxford University Press.

Kockler, N. J. (2007). The Principle of Double Effect and Proportionate Reason. *Virtual Mentor American Medical Association Journal of Ethics*, 9, 369-374.

Saketkoo, L. A., Magnus, J. H., & Doyle, M. K. (2014). The Primary Care Physician in the Early Diagnosis of Systemic Sclerosis: The Cornerstone of Recognition and Hope. *American Journal of the Medical Sciences*, 347(1). doi: 10.1097/MAJ.0b013e3182a55d24

第7章

功利主義と義務論

Keywords
功利主義、義務論、ALS療養者、生命維持装置

　本章では、西洋の代表的倫理理論である功利主義と義務論の見解を分析する。ALS療養者が生命維持装置を使用するかどうかの判断を迫られる際の選択について、それぞれの理論によってどのように擁護されるのかを考察する。

1. 功利主義

（1）功利主義とは

　功利主義は結果論に含まれる理論である。結果論とは、行為に至るまでのよい動機や考え方等の内面的な性質を考慮せず、行為によって得られた結果により、行為の善悪を判断する理論である。功利主義の考えを明確に打ち出し提唱したのは、イギリスの倫理学者ジェレミー・ベンサム（Jeremy Bentham）である。功利主義では、行為によって得られる利益や幸福が増大して最大化されればよいと見なされる[1]。功利主義の性質を表すために「最大多数の最大幸福」という表現が使われる。「最大多

数の最大幸福」は、できる限り多くの人間の幸福（公益）が増すことを、われわれ人間は探求すべきである、という内容を表している。

　功利主義の考え方によって医療を考える場合、療養者にとって最大の利益となるような医療行為が正しいと見なされるだろう。通常は、療養者の健康回復が最大限になるような医療行為が最大の利益になると見なされ、よいものとされる。療養者の健康が回復するのを最大化する医療を提供するためには、療養者の痛みや苦しみを最小限に抑える医療を実施する必要がある。また、功利主義の考え方では、単に医療行為のみならず、療養者やその家族に課される医療費が可能な限り抑えられて、療養者等の経済的負担が最小限になる医療が求められるだろう。経済的負担がより少なくなれば、精神的な余裕が生まれることにより、療養者とその家族の幸福度がさらに増す可能性が高くなると考えられるからである。

　功利主義において、行為によって得られる利益や幸福は、ある特定の個人のためではなく、多くの人々のために求められる必要がある。個人寄りに偏ることなく、多くの人々のためになるという考え方は重要である。例えば、ある人々が自分たちだけの快楽を求め、その快楽を得るために、他者を傷つけ貶めるような行為をしたとする。人を傷つけ、貶めることによって、それら人々の快楽が増大したとしよう。しかし、そのような仕方でそれらの人々の快楽が増大しても、功利主義の考えにおいて、彼らの行為は尊重されることはないし、また評価されるものでもない。なぜなら、彼らの行為によって得られた快楽は、彼ら以外に共有されず、多くの人間のためになるような特性と言えるものでなく、非難されるべき悪い特性と考えられるからである。功利主義においてよいと見なされる特性は、多くの人間に共有されるようなよいものであり、また尊重されるものでなければならない[2]。

1）Bentham, 2017, p.8.

2）Bentham, 2017, p.7.

（2）功利主義と難病療養者

　功利主義の考え方を難病のALS療養者の例に照らし合わせて考えてみよう。例えば、不治の難病であるALSと診断され、これから先、生存できる確率が低く、TPPV（侵襲的人工呼吸器）等による生命維持装置に頼らなければ、数か月ないし2〜3年しか命がもたない病状の療養者がいるとする。生命維持装置の助けにより療養者を延命させるのは可能だが、自力での発話が困難となり、次第に衰えていく全身の筋肉の状態を考慮すると、療養者のQOLは非常に低下した状態となる可能性がある。ALSと診断されれば国からの経済的、また医療的な支援はなされるため、療養者と家族の経済的な負担は軽減される。だが、未治療の状態では、生存できる確率が低いことを告げられる療養者の精神的ショックは、極めて大きなものとなる。そのような状況で、ALSと診断された療養者は、生命維持装置を用いる治療を受けるかどうかの判断を迫られる。

　この例のように生命維持装置なしでは生存する確率が極めて低いALS療養者の場合、生命維持装置に頼れば生存できるが、自分一人で自由に出かけたり、自力でトイレに行ったりすることが困難になり、病状が進行するにつれ、自分の意思で会話ができなくなる。辛苦を多くもったまま生き続けることへの不安、また家族等に自分の介護をしてもらうことへの憂慮や配慮から、延命措置をしてもらうことを療養者が望まないケースが多くある[3]。療養者の家族もまた、療養者が生命維持装置なしで生存する見込みがほとんどないとき、療養者を支える負担の大きさを考え、生命維持装置を用いた療養者への延命措置を望まないことが多い。このような状況で、療養者とその家族の意向に沿い、延命措置をおこなわなければ、療養者はすぐに死に至る。功利主義の観点から考えると、上記のような状況で生命維持装置を使わず、療養者を死に至ら

3）Danel-Brunaud et al., 2017, p.302.

せてしまったとしても、療養者の苦痛や療養者の家族の精神的負担が軽減されることになるため、療養者等の利益また幸福は増大する結果になると見なすことができる。

　また、生命維持装置を提供する医療機関は、装置による延命措置を希望しないALS療養者に使用する代わりに、延命措置を望んでいる他の療養者へ生命維持装置を届けることにより、医療資源を有効活用できる。さらに、延命措置を希望しないALS療養者のために使われていた国からの支援費を、他の療養者の支援のために充てることができる。生命維持装置が提供されることを望む療養者に医療資源と支援費を有効に分配できるようになる。結果として、社会の公平性と有用性を高める観点から考えても、社会の幸福度を増すことになるため、延命措置を望まないALS療養者に生命維持装置を用いない方策は、功利主義の考え方に合致すると思われる。

(3) 功利主義で求められるもの

　功利主義の考え方では、常に誠実で嘘のない行動が求められるわけではなく、社会の幸福の増大に貢献するような行動であれば評価されることになる。医療上のみならず、日常生活においても、通常は正直なふるまいのほうが偽りのふるまいより好まれると考えられる。なぜなら、正直なふるまいのほうが多くの場面において、人々の間に信頼性を生み出し、また社会に役立つものになることが予測されるからである。だが、仮に偽りのふるまいのほうが正直なふるまいよりも社会に多くの幸福をもたらす状況があるとすれば、功利主義の考え方によると、そのような偽りのふるまいが適切なものと見なされ、正当化されるだろうことが考えられる[4]。

　例えば、療養者の病気がひどく悪化し、治る見込みの少ない場合、医

---

4) Carson, 2005, p.140.

師は、病気に関する多くの情報をもっていても、その情報を提供することによって療養者へ与える精神的負担を考慮し、病気に関して療養者に部分的に伝えるか、あるいはほとんど伝えないという選択をするかもしれない。そのような選択をする医師の行為は、真実を伝えない点で偽りのふるまいと見なされるだろう。だが、偽りのふるまいであるにもかかわらず、そのような医師の行為は、療養者の不安感を助長させないよう、希望を失わせないようにするための行為として、好意的に受け入れられる可能性が高い。この例が示すように、状況によっては偽りのふるまいをするほうが、功利主義の見解で見ると、療養者や療養者の家族に安心感や希望等の幸福をもたらす結果につながるため、正直なふるまいより評価されるだろうと考えられる。

　つまり、功利主義の観点から考える場合、どのような行為でも、行為によって社会に幸福をもたらすという結果が伴わなければ、適切なものと見なされない。功利主義においては、社会への効用さが高まる結果になる行為がよいものと判断される[5]。功利主義の考えを推し進めると、療養者を死に至らせてしまう行為でさえ、療養者や療養者の家族を含む社会の幸福を増すような結果を導くのであれば、正当化されると思われる。功利主義において、ある行為が、いかなる状況でも必ず守らなければならないような絶対的価値をもつことはない。行為によって得られる社会への効用さが重視されるため、同じ行為でも、その行為がもたらす善悪の価値は、状況に応じて変化するのである。

（4）功利主義のまとめ

　功利主義の考え方では、利害関係のある人々に快楽をもたらし、苦痛を軽減する行為がよいものと見なされる。人間の行為そのものがよいかどうかというより、利害関係のある人々等を含む社会への影響を考慮し

5）児玉，2012，p.46.

て、行為の善悪が判断される。そのため、嘘をついてはならない、人を殺してはならない等の通常私たちが義務として守らなければならないような道徳的規則であっても、そのような規則を守る結果、社会への効用さが低下する状況になれば、それらの規則を守らないほうがよいと見なされる。功利主義において、人間の行為は、行為に内在する性質がよいか、あるいは悪いかによって判断されるのではない。人々の幸福度、社会の効用さが増大するような行為がよいと見なされるため、行為に付随する事柄により、行為の善悪が決められるのである。

　通常の医療において、療養者の健康回復のためになるような医療は、療養者にとって幸福をもたらす結果になるため、功利主義に照らし合わせて考えても、よいものと見なされるだろう。医療は、本来、療養者の病気を治し、あるいは改善して、療養者の健康を取り戻すために、できる限りの治療をすることを意味する。療養者の病気が治る見込みのある場合において、療養者の病気を治し、健康を取り戻すという医療本来の基本スタンスを崩してはならない。だが、療養者が難病等の慢性疾患にかかり、治療して治すことのできる可能性が極めて低く、残された命が長くない状態にあり、かつ療養者自身とその家族が生命維持装置を用いた延命措置を望まない状況にある場合、延命措置をして治療することは、療養者にとって最善の医療ではなくなるだろう。療養者がそのような状態、状況に置かれたとき、療養者の意思を尊重し、生命維持装置を用いず、結果として療養者を死に至らせる医療行為になったとしても、功利主義の考えの下では、正当化されるだろう。生命維持装置を用いないことにより、療養者自身、療養者を支える家族、また医療社会の利益や幸福を増大させる結果になれば、功利主義の見解によると、よいおこないであると見なされるからである。

2. 義務論

(1) 義務論とは

　義務論における行為の善悪は、功利主義のように行為の結果により判断されることはない。義務論においては、正しい動機をもった上で正しく行為するのを義務とすることがよしとされる。「誠実性」や「正義」に表されるようなよい特性をもつことにより、人々は、正しく動機づけられて適切に行動することを求められる。このような義務論の見解は、インマニエル・カントの倫理学を基に成立し、発展してきた。カントは、正しい規則や原則に従い行為することを、各人は義務として果たさなければならないと考えた。カント倫理学において、われわれは、正しい規則や原則に従って行為することを義務としなければならず、それら規則や原則は、「格率」と呼ばれる[6]。各人がもつ格率は、われわれ皆によって共有され用いられるために、普遍化され、客観的に正当化されることにより、道徳法則となる必要がある。理性をもつわれわれは、道徳的な存在者として、道徳法則に従い行為することが求められる[7]。

　例えば、ある組織における人々の大半が真実を伝えずに行動していたとする。組織内に真実を伝えない風土が形成され、「真実を伝えずに行動する」という規則が作られ、その規則に皆が従い行動すれば、信頼性や真実性等を全く失った組織となってしまうだろう。したがって、「真実を伝えずに行動する」という規則は、普遍的に正しいものにならず、道徳法則になりえないものと見なされる。他方、「人を殺してはならない」や「嘘をついてはならない」という規則を守る人々が多くなる社会であれば、信頼性、真実性、秩序等が保たれ、成熟した風土が形成されるだろう。「人を殺してはならない」や「嘘をついてはならない」は、普

6）Kant, 1998, p.31.

7）石川，1995，pp.162-163.

遍化され、また客観的に正当化されるものであると考えられ、道徳法則
と見なされる。

（2）多元論的義務論

　義務論において、われわれ人間は、正しい規則や原則をベースとして
普遍化され、客観的に正当化される道徳法則に従い行為することを義務
としなければならないと述べた。上述した倫理四原則は、絶対的な拘束
力をもつものではないが、現代医療における多くの場面において拘束力
をもち、われわれがそれらの原則に従って行為することは、一応客観的
に正当化されるものであり、一応の義務と考えられる。だが、倫理四原
則は、それぞれ異なる内容を示しているため、ある場面において対立し
てしまう場合、われわれは、どの原則に従って行為したらよいのだろ
うか。例えば、上述したように、医療者は、療養者・被験者保護を重視
する現代医療の現場において重んじられる、療養者の自律性を優先する
自律尊重原則と、医療上の療養者の病状をよくするために治療し最善の
手段をとることを示唆する善行原則が対立する場面に遭遇することがあ
る[8]。医療者がどちらの原則を優先すべきかの判断は、療養者の意向や
信条、また事象が起きる状況によって異なるものと思われる。

　医療者が善行原則を重視して、最善の医療を療養者に提供することを
義務としておこなうとすれば、医療者は、生命維持装置を必要とする難
病療養者に対して、同じように装置を届けるような医療行為に尽力する
だろう。だが、生命維持装置を必要とする療養者すべてに装置を提供し
ようとしても、医療機関が保持する装置の数では遥かに及ばず、医療資
源に制限があるため、提供することができない。そのような場面では、
医療者が正義原則に則り、療養者の社会的地位や経済的裕福さ等に関係
なく、できる限り公平に生命維持装置を必要とする難病療養者へ、装置

8) Varkey, 2021, p.21.

を配分するのが賢明な行為となる[9]。第5章で示したように、限られた台数の生命維持装置を、重症度に大きな差異がなければ、生命維持装置の待機リストに登録した順に配分するのが適切な方策となるだろう。

　理想的にはある特定の原則を重んじたいと考えるが、現実的に医療者は、状況に応じて他の原則を優先しなければならないことが多くある。医療の実践の場面において、どの原則を用いるのが最もふさわしいかを教えてくれるような指針や理論はない。医療の現場において、いくつかの原則や理論は、対立あるいは競合することがあるため、一つの原則・理論だけでなく、複数の原則・理論を比較衡量して、状況に応じてどの原則・理論に従うのかを決定し行為することを義務とする、多元論的義務論の考え方が重要になる[10]。

　倫理原則や倫理理論が示す考え方を、実践の場で優先する度合いは、医療者が対峙する場面ごとに異なるだろう。ある特定の倫理原則や倫理理論を、いかなる場面においても優先して用いて、倫理的問題を解決することはできない。医療者は、倫理原則や倫理理論が対立あるいは競合する複雑な場面に遭遇する際、どの考え方を重視して解決の方向に導くかについて、各自異なる考えをもっている可能性が高い。そのため、倫理原則や倫理理論が対立あるいは競合する場面において、医療者間で解決策を提示し共有するのは困難になるかもしれない。だが、たとえ万能な方策がなくとも、医療の実践の場において倫理原則や倫理理論が対立あるいは競合する場合、医療者がそれらを比較衡量し、試行錯誤して協議した上で、守るべき行為を定めることが大事である。多元論的義務論の考え方に従って、医療者は、複雑な医療場面において、よりふさわしい行為を一応の義務として守るように尽力することが望まれる。

9）　Capp et al., 2001, p.43.
10）Ross, 1930, p.41.

（3）倫理原則・理論の比較衡量と難病療養者

　生命倫理に関する規則や原則は、人間の生命の尊さを重んじ、療養者の生命を守る内容のものが多いと言える。これまで見てきた四原則の中では、特に無危害原則と善行原則は、療養者の生命を守ることや被験者保護の内容を重視した、生命倫理の基本的原則と考えられる。医療者は、本来生命の尊さを重視し、療養者の命を助ける目的を優先し、医療行為を実施してきたが、第二次世界大戦時、ナチスドイツによる非道な人体実験等がおこなわれた。その反省から、1947年にニュルンベルク綱領が作られ、療養者の意思を反映して、医療者が医療行為を実施することが求められるようになった[11]。ニュルンベルク綱領が作られて以降、単に医療者側の考えに従い、療養者の意思を反映することなしに、医療者が医療行為をすることができなくなった。それまで医療者が療養者に提供する医療を決定し進めていたのが、徐々に療養者が自ら望む医療を選択し、その選択された医療を医療者が提供する体制が整えられるようになった。現代医療において、療養者の自己決定を重んじて医療を実施する自律尊重原則は、他の原則に比べ、優先して守られる傾向がある。

　例えば、NPPV（非侵襲的人工呼吸器）やHOT（在宅酸素療法）[12]等の医療措置を使用する療養者や、障碍や麻痺の程度はそれぞれであるが、残された身体的な力を最大限に活用して療養生活を送る療養者たちがいる[13]。それら療養者は、自分の残された命が長くないことを知識としては知っているが、寛解期[14]が訪れている療養者にとっては、病状がこれ以上悪化しないのではないかと感じてしまう場合もある。だが、その寛解期は一瞬で終わり、自らの病状は徐々に、しかし確実に悪化していることを実感し、自分の命の期限を切実に考えるようになる。仮に、そのような療養者自身が気管切開をしてTPPVを用いて生活を送ること

11）Shuster, 1997, p.1436.
12）HOTは、home oxygen therapyの略称である。

を望まないとしよう。そのようなALS療養者の自律性を優先して尊重すれば、医療者は、TPPVによる医療措置ができず療養者を救助することが非常に難しくなるだろう。

　しかしながら、医療者がそのような方策をとる場合、TPPVによる医療措置を望まない療養者の自律尊重原則が守られるだけでなく、TPPV等の生命維持装置を用いた延命治療を必要とし、また生存を望む他のALS療養者へ医療資源が公平に配分されることにより、正義原則を満たすことにもつながる。また、社会の効用さを増す結果にもなることから、功利主義の観点から見ても適切な方策と考えられる。難病療養者の治療を優先するのがよいのか、あるいは、この例のように、病状のひどく重い療養者の自律性を尊重することにより、医療資源の配分や社会の効用性を増大する結果となることがよいのか等を比較衡量して、医療者は、療養者に対する治療を決断することが求められる。

　療養者への医療を考える際、人間の生命はかけがえのないものであり、療養者の生命を守ることを重んじる善行原則や無危害原則、また義務論の見解に従い医療行為をするのが適切であると見なす医療者は少なくない[15]。他方、人間の生命は尊いものであり、守らなければならないことを認めつつも、病状がひどく重く、終末期に近い療養者による、生命維持装置に頼らず生命を全うする自己決定を重んじる自律尊重原則や、社会への有用性を考慮する功利主義を重視する考えをもつ医療者もいる。このように、医療者は各々、多種多様の見解や価値観をもち、人

13）ALS療養者への療法として、NPPV、TPPV等以外に、ALS発症の原因の一つとされる、体内で発生した活性酸素による細胞や組織の損傷を緩和する目的でおこなわれるラジカット療法がある。だが、本節においては、病状が重く、呼吸を維持するのが困難となり、残された命が長くないALS療養者に焦点を当てるため、NPPV、TPPV等の呼吸法にまつわる療法の例を挙げている。

14）寛解期の内容については、第3章を参照。

15）Brassington, 2006, p.571.

間の生命や療養者への治療について考えている。各々の医療者の中にある多種多様な見解や価値観は、医療者それぞれの成育歴や、臨床現場における様々な難病等の慢性疾患の療養者の命にまつわる選択や生き死ににかかわる現場を体験することによって、形成されるものである。医療者各々の見解や価値観は様々に異なるため、難病療養者への医療や支援を考える際、前の第5章、第6章、また本章で述べた、倫理四原則や倫理理論に照らし合わせて分析し、療養者にとってよりよい医療行為は何であるのかを、医療者は、医療チームとともに協議して慎重に決めていく必要がある。

　療養者の命はかけがえのない尊いものであるということは、われわれ皆が共有する認識である。だが、難病等の慢性疾患にかかり、残された命が長くないALS療養者の存在を考える場合、療養者の生命を生命維持装置によって維持することがよい医療行為となるのだろうか。残された命が長くないALS療養者がTPPVを望まない場合、療養者の意思を尊重し、TPPVを用いないことがよい医療となるのだろうか。あるいは、しばらくの間生存する力のあるALS療養者が、TPPVを望まない場合、どのような医療上の対処が適切となるだろうか。

　病状が重く、残された命が長くないALS療養者がTPPVによって延命する治療を望まない場合においては、療養者の自律性を尊重し、療養者の意思を反映することにより、TPPVを使わないようにして、療養者を死に至らせるほうが適切な医療行為になるかもしれない。生存できる見込みが低く、病状がひどく悪化し、NPPVのみではうまく脳に酸素を送ることができなくなり、意識がもうろうとしたり、呼吸や痰詰まりによる、すさまじい苦しさに耐え切れなかったり、苦痛によって安眠が侵され続けたりして、緩和ケアの導入がなされる場合もある。苦痛を緩和するため、早期のTPPVの導入を推奨する場合もある。ただし、TPPVの導入は一時的に苦痛の緩和となる方策であることは間違いないが、TPPVを装着した後は、何年も身体的自発行動が侵害される。身体的自

発行動の衰退が続くと、療養者個人の尊厳が侵害される可能性が高くなる[16]。療養者がそのような状態では生命を維持したくない考えをもつのであれば、医療者がその意向を汲み、療養者を死に至らせることは、無理のない医療上の判断となるかもしれない。ALS療養者の尊厳が傷つけられるのを防ぐためにも、療養者の病状が重く、残された命が長くない状態において、療養者の意向を踏まえ、TPPVを用いずに死に至らせることは、多くの人々が共感できる医療行為となる可能性がある。

　他方、自発的な身体的活動をおこなう期間が長いか短いかにかかわらず、ALS療養者がTPPVを使用して生存することを望む場合においては、療養者の命を守る立場を擁護する義務論、また自律尊重原則、善行原則、無危害原則に従って、療養者を支援していくことが望ましいと思われる。TPPVに頼りながら、可能な限り生存したい意思を示す療養者に対して、できる限りの医療サポートをして療養者を生存させることは、義務論、そして自律尊重原則、善行原則、無危害原則等の考えを満たすことになり、適切な医療行為と考えられる。

　これまで見てきたように、療養者の病状、療養者の意思、あるいは療養者の家族の意思、また支援にかかわる様々な医療従事者の思いはそれぞれに異なり、療養者への医療上の対応や方策が様々に変化する。これまで挙げた倫理原則や倫理理論の考えを参照し、医療者は、医療上の実践の場面において、倫理の原則や理論における考えを、可能な限り反映させることにより、療養者にとって、より適切な医療行為を実施する必要がある。

---

16) Barć & Kuźma-Kozakiewicz, 2020, p.372.

▶ Main Points
□ 功利主義について理解した。
□ 義務論について理解した。
□ 生命を維持することには様々な倫理的な視点から検討することが可能であることについて理解した。

▶ 本章の内容について、より深めるための推薦図書
ビーチャム，T. L.・チルドレス，J. F. （著）永安幸正・立木教夫（監訳）（1997）．
　　生命医学倫理　成文堂
石川文康（1995）．カント入門　ちくま新書
カント，I（著）篠田英雄（訳）（1976）．道徳形而上学原論　岩波文庫
児玉聡（2012）．功利主義入門——はじめての倫理学　ちくま新書

▶ 引用・参考文献
Barć, K., & Kuźma-Kozakiewicz, M. (2020). Gastrostomy and Mechanical Ventilation in Amyotrophic. *Polish Journal of Neurology and Neurosurgery*, 54, 366-377. doi: 10.5603/PJNNS.a2020.0081.

Bentham, J. (2017). *An Introduction to the Principles of Morals and Legislations*. CreateSpace Independent Publishing Platform.

Brassington, I. (2006). Killing People: What Kant Could Have Said about Suicide and Euthanasia but Did Not. *Journal of Medical Ethics*, 32, 571-574.

Capp, S., Savage, S., & Clarke, V. (2001). Exploring Distributive Justice in Health Care. *Australian Health Review*, 24, 40-44.

Carson, T. L. (2005). Ross and Utilitarianism on Promise Keeping and Lying: Self-Evidence and the Data of Ethics. *Philosophical Issues*, 15, 140-157.

Danel-Brunaud, V., Touzet, L., Chevalier, L., Moreau, C., Devos, D., Vandoolaeghe, S., & Defebvre, L. (2017). Ethical Considerations and Palliative Care in Patients with Amyotrophic Lateral Sclerosis: A Review. *Revue Neurologique*, 174, 300-307.

石川文康（1995）．カント入門　ちくま新書

Kant, I. (1998). *Groundwork of the Metaphysics of Morals* (Edited by M. Gregor & J. Timmermann). Cambridge University Press.

児玉聡 (2012). 功利主義入門──はじめての倫理学　ちくま新書

Ross, W. D. (1930). *The Right and the Good*. Clarendon Press.

Shuster, E. (1997). Fifty Years Later: The Significance of the Nuremberg Code. *The New England Journal of Medicine*, 337, 1436-1440.

Varkey, B. (2021). Principles of Clinical Ethics and Their Application to Practice. *Medical Principles and Practice*, 30, 17-28. https://doi.org/10.1159/000509119

第 **3** 部

難病支援の
心理臨床

第8章

難病療養者の話を聴く際のポイント
事例を通して考える

Keywords

知的障碍、精神疾患、ひきこもり、障碍者虐待、医師との関係、友人関係、
家族、難病であると診断された子の「母」、スーパーヴィジョン、関係性

　本章では、これまでの章で得た知識を実際に活用する際のポイントを
述べる。難病療養者の話を傾聴することができてこそ、本書の目的でも
ある「難病を抱えて生きることになった人が、自分らしく生きること」
が達成できるのである。

1. 難病療養者の話を聴く際に

　臨床心理士や公認心理師だけではなく、医師や看護師等をはじめとす
る様々な医療従事者も難病療養者の話をよく聴くように心がけて医療に
従事している。医療従事者の名称で「臨床」という文字のついている職
種も、病いを抱えて生きる人の床に臨むにあたって「聴く」ことやコミュ
ニケーションが重要であるとの教育を受けるようになった。そのような
多職種連携にかかわる医療従事者に、難病療養者の話を傾聴することの
重要性は広まっている。また、医療従事者だけではなく難病療養者の話
を聴くピアサポート活動[1]も、専門家の支援と療養者同士の支援とが車

の両輪をなすように重要である。

　本章では、話を聴くにあたり、よく相談に上がる事例について以下に述べていく。その事例を通して、これまでの本書の内容を活かして、難病療養者の話を聴く様々な立場の人の聴く力（相談を受ける力）の質的向上を目指す。これから示す事例[2]を通して、筆者が臨床心理士として聴く際に気をつけている点等を示しながら、聴く際や対応の際のポイントやコツ、気をつけたほうがよい点について記載する。本章の中で「このようなときにはどうしたらよいのか」「このようなふうに考えられるのではないか」といったことを実際の相談場面を思い浮かべながら読んでほしい。

（1）人の気持ちが表現されているものの一つ、「言葉」

　日本では古来、「言霊」と言って、人の言葉には霊的な力が宿ると信じられており、ユタ[3]、シャーマン[4]、イタコ[5]、巫女等は、その存在

---

1) ピアサポート活動をおこなう同病者はピアサポーターと呼ばれており、①同じ病いを発病した人に自分の体験を伝えることや、②病いを抱えて生きる体験について医療従事者を志す学生に対して話をすることによって、社会啓発活動をおこなう。また、ピアサポーターが同じ病いを抱えて生きる人の話を聴く活動をおこなっている場合もある。そしてその傾聴するピアサポーターの質を高めるために、「患者会」でも講師を招いて研修会を開催している。

2) 実際の臨床事例を換骨奪胎し、個人が特定されないように配慮したものを掲載している。

3) ユタは、沖縄県と鹿児島県奄美群島の民間霊媒師（シャーマン）であり、霊的問題のアドバイス、解決を生業とする。沖縄においては神様に仕える女性のこと。ユタは「この世の人では見えない存在と交流することができる人」で「超自然的な存在と交流できる人」のことである。

4) シャーマンは、トランス状態（通常とは異なる意識）に入って神や精霊、死者と交信する人のこと。日本においては、祈祷師や霊媒師等が該当する。

5) イタコは、日本の北東北（東北地方の北部）で口寄せをおこなう巫女のこと。シャーマニズムに基づく信仰習俗上の職。本来は死者や祖霊と生者の仲介者として、氏子の寄り合い、祭りなどに呼ばれて死者や祖霊の言葉を伝える者だった。

が霊的な存在と関係していると考えられており、その者からの言葉や助言は重要視されてきた歴史がある。また、英語等の外国語と日本語を見比べると、文化や言語は異なっているが、どちらの文化圏においても、感情を表現するための言葉のバリエーションはとても多い。感情を表現する言葉は、すなわち、その人のこころの機微を表現し、お互いに理解し合ったり、よい形で共生したりするために存在すると言ってよい。

　感情を示す言葉だけではなく、日本古来の色の名前[6]でも多岐に表現されるように、和歌等では特に、季語や色の名前等によって自分のこころの機微が表現される。他人を慮る表現、他人を思いやる表現が日本語には多い。感情表現は、英語でも日本語でもバリエーションに富んでいる。このように人間は自分のこころを表現する際に、また自分の感情を表現する際に、たくさんのバリエーションを用いている。

　自分の想いが相手に素直に伝わったと感じるときに、人のこころに平穏が訪れることがある。その人を理解することや、その人のこころを知ろうと努力するときには、人が話した言葉を正確に捉え、その言葉の背後にある想いを知ろうとすることが望ましい。その人の背景や生活の在り方について十分に理解をしないと、その人の言葉も本当の意味で理解をすることが難しいと言ってよい。

　アメリカの哲学者クワイン（W. V. O. Quine）は、言語を翻訳する場合、厳密な翻訳が定まらないことを指摘している。例えば、ある言語学者が異国の原住民が居住する場所へ行き、原住民の言葉の翻訳を試みるとする。言語学者と原住民の前を、ウサギが通り過ぎたとき、原住民の一人がウサギを指して、「ガヴァガイ」と発話した。そこで言語学者は、その国の原住民の間では、ウサギはガヴァガイと呼ばれており、ガヴァガ

6）例えば似たような赤系統の色は、朱鷺色、桃色、撫子色、牡丹色、躑躅色、菖蒲色等で表現可能である。非常にきめの細やかなグラデーションや表現は、絵画療法等でも、人のこころの機微を表現するのに適していると考えられる。

イは、頭からしっぽまでを含む、一つの実体であるウサギのことである
と理解する。だが、言語学者がガヴァガイをそのような仕方でウサギと
理解するのは適切ではないかもしれない。ガヴァガイは、原住民にとっ
て、一つの実体としてのウサギではなく、ウサギの身体の一部分を指し
ているかもしれないし、ウサギが跳ねる動作を指しているかもしれな
い。言語学者と異国の原住民の人々では、世界の事物や事象の見方が異
なり、言語学者は、ガヴァガイという用語が動物であるウサギという実
体を指示していると思ったが、原住民は、ガヴァガイによりウサギに関
する異なる要素を指示しているかもしれない[7]。

　このように、異なる言語や文化において、ある用語を翻訳する際に、
それぞれの言語や文化の背景に応じて、幾通りもの解釈による翻訳が可
能となるため、用語の指示するものが一義的に定まることができず、翻
訳不確定性の問題が生じることが考えられる。ここでは異なる言語、異
文化間の翻訳が定まらない問題を指摘したが、同じ国で育ち、同じ言語
を使用する人々の場合においても、成育環境や人生での経験が大きく異
なれば、同じ用語を用いても、指示する内容は大きく異なるかもしれな
い。

　成育環境、経験等が大きく異なる難病療養者らの発する言葉が指示す
る内容を、支援者が厳密に翻訳し、しっかり把握することは困難であろ
う。だが、少しでも難病療養者が求めていることを、彼らから発せられ
る言葉から読み取るために、支援者は、難病療養者のもつ背景や生活の
在り方等を理解し、支援に従事するよう努力することが求められる。

　長々と理屈を述べたが、つまり、難病療養者の言葉を聴く際には、そ
の難病療養者の置かれている背景や生活の在り方等を十分に知ることと、
また知ろうと努力をすることが必要である。話を聴く際には、一生懸命

7）クワイン，1984，p.81.

に耳を傾け（＝傾聴）、その人がどのように生きていて、どのような気持ちを抱いており、どのような悩みを抱え、どのようなことに喜びを見出すのか、そしてこれから先、どのように生きていきたいと願い考えているのか等、目の前にいる人の人生に寄り添っていくことが大切である。

【例1】　「　」：クライエントの言葉　〈　〉：聴く人の言葉

「先生には<u>自分の気持ちを書いたもの</u>を、お渡ししたいと考えています。そうすれば、直接お話しできなくても、チャット等でやり取りすることができますし……。」(以下、省略)

〈そうですね、チャットでのやり取りもできると思いますので、その方法でいきましょう。メールで<u>資料</u>をお送りくださるという方法でも構いません。いずれにせよ、一緒に考えましょう。〉

　上記事例の失敗点として、下線を引いた言葉に着目してほしい。クライエントは「自分の気持ちを書いたもの」と話しているが、聴く人は〈資料〉と応えている。おそらく聴く人は、普段の生活でメールでのやり取りをおこなう際に、〈資料〉を添付する場合が多かったのだろう。〈資料〉と言ってしまった瞬間に、失敗したと思ったであろう。ふとした瞬間で、聴く人自身が使い慣れている言葉に引っ張られてしまい、クライエントの思いが込められた言葉そのままを使用できなかったのだろう。

　基本的に難病療養者の話を聴く際には、相手の使用した言葉は、できる限りそのまま使用しようと努力することが望ましい。例えば、相手が「楽しかった」と言えば、〈楽しかったのですね〉と共感する気持ちを込めながら返答する。また、「悲しい」と「つらい」と「大変」は異なる。相手が「悲しい」と言えば、〈悲しかったのですね〉と返答するし、「つ

らかった」と言えば〈それはつらかったですね〉と返す対応が適切である。「楽しい」と「おもしろい」は、似ているようで異なっている心情である。だから、長い話を聴いたあとに、〈おもしろかったのですね〉という返答は誤りである[8]。ただし、単なる同語反復をしているということは楽なことであると誤解されるかもしれないので説明を付け加えるが、人の話を本当に一生懸命に聴いていないと、同語反復すらおこなうことはできない。「傾聴」という態度の範疇において、同じ言葉を使用しようと努力することは大切である。

　一方で、ひたすらに聴き、感情の反映をしているのみでは会話が続かない場合もある。ロジャーズの三原則[9]で述べられているように、話している人の内的な変化を促したい場合には、同じように返答するだけではなく、そのときに感じた感情等を言語化して付け加えることも有効である。適宜、話している人が語った言葉に、聴いている自分の感情を少し付け加えることもよいかもしれないが、往々にして自分の感情を伝え始めると自分の意見もそこに交じってしまうので、ただ聴くことが難しくなる傾向がある。だからこそ、できるだけ相手の語った内容に耳を傾け続けるという意思や態度を貫いたり、スーパーヴィジョンを受けたりしながら研鑽を積んでいくことが必要である。

————

8) 短いやり取りであれば、当然、話した人の言葉と同じ言葉を返すことがしやすいが、途切れることのない話を30分も聴いていると、その話を要約して伝え返すことは難しくなる。やり取りの1ターンでおこなわれる会話の長短や内容は返答に影響する。

9) カール・ロジャーズ（Carl Rogers）が提唱した、クライエントに変容をもたらす三原則とは、①共感的理解（empathic understanding）：クライエントの立場になって話を傾聴すること、②無条件の肯定的関心（unconditional positive regard）：会話の内容について評価せず、常に肯定的な関心を示しながら聴くこと、③自己一致（congruence）：セラピストの発言とセラピストの内心は一致している必要があり、セラピストが一致していると、クライエントの内的変化が促されるというもの、である。これは、第5章で解説した倫理四原則のうちの自律尊重原則にも関係することである。

（2）クライエントが「ただ聴いてほしい」と思っている場合

　以下の例を見ながら「クライエントがどのような心情で、自分に話をしているか」「意見を言ったときにクライエントがどのように反応するか」によって、「相手が自分をどのような存在として捉えているか」について確認する。

【例2】　「　」：クライエントの言葉　〈　〉：話を聴く人の言葉

　「うちの子どもも本当に大変でね、軽度の発達障害があるって言われて療育に通っているんだけれど、軽度っていっても、本当に大変。宿題も結構時間がかかるし、夫は協力してくれないし。下の子もいるのに、結局、子どもの面倒を見るのは私一人だけなの。（中略）夫の仕事もうまくいっているという話は聞かないし、夫婦関係もあまりよくなくて……。姑も難病をもっている嫁は使えないって言うし。夫の実家に帰省するときには、私は来なくていいよとか遠まわしに言われているので、姑は夫とうちの子だけいればいいみたい。」
（以下、同様の話が息つく間もなく語られ、そして一通り話をした後、間
ま
ができる。）

　〈そう、それは大変ね。軽度っていうことだから、その療育施設にまた相談をしてみるのもよいのではないかしら。〉

　「そんな簡単なことを言うけどね、軽度って大変なのよ！　急にうんちをもらしてしまったりするし、そんなのわからないでしょう！！　（あなたは）経験したことないんだから私の話を聴いていればいいのよ！」（以下、怒りの発言が続く。）

　〈……うん、うん。〉（相槌を打ちながら聴く。内心はややイライラ。）

　例2のやり取りを見て、何がうまくいかなかったのかを考えてみよう。〈そう、それは大変ね〉という共感をするところまではよい。このクライエントは、話を聴く人が〈軽度っていうことだから〉と発言したことが、「軽度っていうことが大変じゃないと思われているんだ」と思った。そして、このクライエント自身は、これまでどこかで誰かに言われたことか、もしくは「軽度」という言葉自体がもつ意味と実体の違いへの、日常生活で常に感じている怒りが根底にあるのだろう。だからこそ、それまでの「誰か」への怒りも含めて、目の前にいる話を聴いてくれる人に強い感情とともに想いを吐き出した。

　話を聴く人としては〈専門の場所に通っているのだから、その療育施設に相談をしたほうがよいのではないか〉と、思ったままのことを言葉にすることによって〈自分の意見〉を伝えた。しかし、それは話をしているクライエントにとっては、突き放されたとも感じられたかもしれない。そして「今ここで話をしているのだから、私の大変な状況を聴いてよ！」と、「目の前にいる相手は、とにかく自分のストレスを発散するための存在である」と思っていたふしもあった。だからこそ、自分の思い通りの発言をしない、また自分の思い通りにならない、目の前にいる自分の話を聴いてくれる人に対して、怒りが噴出したのである。おそらく、日常生活の中で思い通りにならない子どもと夫への怒りが、目の前で自分の思い通りの言動をしてくれない、目の前にいる、自分の話を聴いてくれる人に対しての怒りとして表出されていた、つまり、転移感情が表出されていたと考えられる。このクライエントと話を聴く人との関係においては、陰性転移[10]が生じていたと言ってよい。

　例2の後半部分を見ると、話を聴く人としての態度と内心の気持ちが一致していない。クライエントの陰性転移を受け、逆転移感情としてのイライラ感が生じている状態である。ロジャーズの三原則に、「セラピスト（カウンセラー）は一致していること」とある。この場合、話を聴く人は内心イライラしながら相手の話を聴いている。これでは表面上は

〈うん、うん〉と相槌を打っていて傾聴しているように見えても、話を聴く人は不一致の状態なので、クライエントにこころの変化は見込めない。もし、より適切な返答を言うとしたら、〈あなたはお子さんのことでもとても大変な想いをしているのですね、そしてその想いをわかってもらえないと感じ、怒りを感じているのですね〉と言うのが適切であろう。

　この例2では、クライエントが話し始めた途端に、堰を切ったような勢いで話がなされた。開口一番で「本当に大変でね」とクライエントは言っている。そしてその「大変」な理由が、また堰を切ったように話されていく。この「大変」さを聴いていくと、子どもも大変、そして夫の協力が得られなくて大変、詳細は省かれているが姑との軋轢も語られた。このように最初から語りが長い場合には、クライエントはただ聴いてほしいと望んでいる気持ちが強い場合が多い。そしてまたただ聴いてほしいと望んでいる場合には、「おそらく、この人は聴いてくれるだろう」という前提があり話している。だからこそ、最初から長くなったり、聴いている人が口を挟むと怒りが表出されたりするのである。

(3) クライエントが「意見がほしい」と思っている場合

　話を傾聴しているときに、クライエントが「先生はどう思われますか（自分の話をしたのだから、何かしら意見を言ってください）」と問うてくることはしばしばある。基本的には、様々なことについての自己決定はクライエントや相談者自身がおこなう、ということを念頭に置いておく必要

---

10) フロイト（Sigmund Freud）は、面接過程において、患者が過去に自分にとって重要だった人物（多くは両親）に対してもった感情を目の前の治療者に対して向けるようになるという現象を見出し、これを転移（transference）と呼んだ。恋愛等の好ましい陽性の感情が表出される場合を陽性転移、ネガティブな感情が表出される場合を陰性転移と言う。精神分析においては、面接の相手をクライエントではなく患者と呼ぶため、この脚注においても「患者」と記載した。

がある。話を聴く人としては、「自分の意見」を言うのではなく、「正しい情報提供」をおこなうことが無難である。「自分の意見」を言おうとすると、相手の考えよりも自分の考えを尊重した上の発言となってしまう場合が多いからである。「正しい情報」を提供し、あくまでもクライエントに考えてもらい、クライエント自身の自己決定を促すことが大切である[11]。もちろん、話を聴く人がクライエントに、〈誰にも言えなかったことを話してくださったのですね〉という理解と共感を伝えることは大事である。そして、〈つらかったろうに、よく話してくださいました〉と相手のことをねぎらうことも大事である。

　このように、クライエントが自分の人生についての責任をもてるように働きかけることや、クライエントの自己決定を大事に扱う姿勢を、話を聴く人が貫くことによって、クライエントは自分自身と自分の人生を大事に扱い、「自分らしい人生とは何か」を見つけ出していく。

　クライエントから訊かれて、話を聴く人が自分の意見を伝えてしまうことによって、クライエントの自主性が失われていき、話を聴く人に依存していくことになるという心理状態も知っておく必要がある。クライエントから訊かれてすぐに応える対応を続けていると、話を聴く人も〈何か答えなければいけない〉という気持ちが徐々に増し、焦りが生じたり、長い期間の相談（リピーターの相談）を聴くことに対しての苦痛が生じてきたりする。そして、焦りや聴くことに対しての苦痛が生じてくると、「丁寧に相手の気持ちに寄り添う」ことができなくなり、長い期間のうちには、ずさんな相談対応となってしまう危険性が生じる。

　もし意見を言うとしたら、〈お話を聴いていて、○○のように私は感じましたが、あなたはどう思いますか〉というように、意見は言うが、私すなわち話を聴いている人の考えと、クライエントの考えは異なるの

11）これも、第5章の倫理四原則のうちの自律尊重原則にも関係することである。

だということを全面に出す。話を聴く人の考えとクライエントの考えが同じである必要は全くない。クライエントはどう思っているか、気持ちや意見を聴いて、〈例えばこのような考え方もある〉と、自分の意見を考え出す土台として（参考として）伝える方法もある。また、このように伝えることと一緒に、〈あくまでもあなたの人生なので、自分はこれがよいとか、こうしたいという気持ちに素直に耳を傾けてみましょう〉と何度も折にふれクライエントに伝えていくことも大事である。

　時には意見も伝えるが、あくまでもクライエント自身の自己決定が大切であるという姿勢を貫くことがよい。ただし、意見は少なめにして、一生懸命に傾聴し、時には必要に応じた情報提供をおこなうというスタンスでいるほうがよい。

（4）クライエントとの心理的な距離感

　臨床現場では周知のことであるが、クライエントとの距離感をどのようにするかは、とても難しい。人は自分の秘密を伝えた人に対しては心理的な距離感が縮まる傾向がある。そして自分の秘密を伝えた人とは心理的な距離を縮めたいと願う場合がある。相談を聴いていると、自分との距離を縮めてこようとする人との距離感が難しくなる場合も多々ある。相談を受ける場合には、適切な距離感を保つことがお互いにとって有益である。それゆえ、クライエントとの距離感を保つための一工夫としては、今、相談を聴いている自分がどのような立ち位置にいるかを意識することである。

　例えば、眠れないと訴える人がいたとする。今、相談を聴いている自分は家族という立ち位置にいる場合、子どもが親に眠れないと訴えたとすると、〈大丈夫、ママがそばにいるから、心配ないから寝てしまいなさい〉等と返答をし、手をつないだりして安心感をもたせて眠らせる。親であれば、〈酒でも飲めばぐっすり眠れるから、酒でも飲みなさい〉〈たまには一緒に飲もうか〉と言って晩酌する。心理的な距離がとても近い

状態である。

　眠れないことを訴えるのが親しい友人だった場合、今、相談を聴いている自分は親友という立ち位置にいるため、ある程度は眠れない状況や考えられる原因について知っているので、〈彼氏と喧嘩しているからだよ。そんなこと気にしないで、美味しいものでも食べに行こうよ〉というようになる。心理的な距離が比較的近い状態である。

　そして自分が職業柄、話を聴く人としての立ち位置にいる場合、眠れないつらさに時間をかけて十分に共感をし、それから眠りの程度（入眠困難か、中途覚醒か、早朝覚醒か、夢は見るか等）について確認し、眠れない状況になっている背景や理由について、一緒に考えていくという方針をとる。ある一定の距離を保っている状態である。

　つまり、一人の人間でも、どのような立ち位置（立場）にいるかによって、対応が変わってくる。いざ難病療養者の話を聴く場合に、話を聴く自分がどのような立ち位置にいるかということを意識し、距離感を思い出し、返答内容を検討すればよいと言える。

（5）やめておいたほうがよいこと

　話を聴いているときに、「○○さんは、よく話を聴いてくださるので、とてもうれしいです。○○さんに話を聴いてもらうと、安心できるんです。困ったときに、また相談をしたいので、携帯電話の番号を教えてもらえますか（メッセンジャーアプリの連絡先の交換をしませんか）」という話になったとする。これについて、個人情報を教えることは〈まずいよね〉と気がつく。したがって、個人の携帯電話の番号やメッセンジャーアプリのIDなどは教えないという方針を選択する。

　しかし一方で、「○○さんは、よく話を聴いてくださるので、とてもうれしいです。○○さんに話を聴いてもらうと、安心できるんです。お友達になってくださいませんか」と言われるとどうだろう。自分の携帯電話の番号を教えるのではないので、〈友達ならいいかも？〉と、ハー

ドルが低くなり、個人的な付き合いが始まってしまう。

　クライエントと、話を聴く人との間には一定の心理的な距離を保つことが望ましいが、このように心理的な距離が一挙に縮まってしまうようなことは、やめておいたほうがよい。では、なぜ、この違いが生じるのだろうか。「○○さんは、よく話を聴いてくださるので、とてもうれしいです」という言葉が、話を聴く人のプライドをくすぐり、話を聴く人は、一生懸命に聴いているので、素直に〈よかった〉と思う。それと同時に、話を聴く人は、〈私は上手に聴けているんだ〉とうれしくなる。「○○さんに話を聴いてもらうと、安心できるんです」と言われると、話を聴く人には、〈このクライエントさんには私しかいないんだ〉という気持ちが沸々と湧いてきて、クライエントとの距離が近くなっていく。そのような状態で、「お友達になってくださいませんか」と言われると、この前の段階で、すでに相手との距離が近くなっているので、話を聴く人は快諾してしまう状態になる。

　話を聴く人は、クライエントとの距離が近くなると、意見を言いたくなる。クライエントとのことは〈私がすべて知っている〉と思い込み、抱え込む。そして、話を聴く人自身の考えに合致することを是認するような返答になる。クライエントは話を聴く人との関係を切りたくないから、言いにくいことは言わなくなる。このようにして、クライエントのメリットが少なくなり、クライエントは言いたいことを言えなくなるとともに、話を聴く人の顔色をうかがうようになる。だから、クライエントとの心理的距離はある一定に保っておく必要がある。

(6) 知的な遅れがある難病療養者の事例

　難病と診断されることは大きな衝撃であり、大きな衝撃を受けることによって医師から伝えられた情報を覚えていなかったり、インフォームド・コンセントを受けた内容について誤解をしたりすることがある。しかし、もともと知的な遅れがある難病療養者の場合、説明を受けた内容

自体を覚えることができていないことが多々ある。ショックだから聴いたことを忘れてしまったということではなく、もともと聴いて覚える力に不安があるクライエントもいることを忘れてはならない。

　最初からクライエントの理解度を測ることは難しいが、必要な情報を伝える際に、クライエントがどのくらい自分の話を理解しているかについて、それとなく確認をしておく必要がある[12]。クライエントに知的な遅れがある場合の事例について以下に記す。これは個人が特定されないようにするため、実際の事例を換骨奪胎したものではあるが、実際の臨床現場でしばしば生じるやりとりである。

　知的な遅れを伴う場合、クライエントが「難病と診断されたのですが、これからどうしたらよいですか。手帳の申請とかもできるって聞いたのだけれど、やりかたがわからなくて。それに家族にどう自分の状態を伝えたらよいのかもわからなくて。どこまで何を伝えるとか、やらないといけないこともわからない」と、いろいろ話をすることがある。話を聴く人は、必要な情報を伝えるという対応をする。クライエントは、少しの沈黙を挟んで素直に「……はい、わかりました。やってみます」と返事をする。話を聴く人は、クライエントが素直に「わかりました」と返事をしたので、〈伝わったんだ、よかった。これで安心〉と思ってしまう。しかし、数週間後、また同じクライエントから、「前に相談したときにも聞いたと思うのですが、うまく市役所の担当の人に伝えることができなくて……。なんだか……」と、前回と同じ相談内容になる。

　このように、数回同じことを伝えることが必要になる場合もある。話を聴く人は、何度同じことを問われても、それでも〈クライエントが少しずつでも理解し、前に進めていればそれでよいのではないか〉と、気長に話を聴き、クライエントそれぞれの歩みに寄り添いがなら伴走する

---

12) 本章の脚注14のアセスメント図を参照のこと。

ような気持ちでいることが望ましい。

2. 自己決定までのフローチャート（難病）で
　話を聴く立場を担っている人がかかわる部分

　それぞれの人が、難病療養者と丁寧にかかわっていくために、第2章で示した「自己決定までのフローチャート」に戻ってみよう。

　医師をはじめ、保健師、看護師、薬剤師、診療放射線技師、臨床検査技師、臨床工学技士、理学療法士、言語聴覚士、（管理）栄養士等、多職種の専門職が、難病療養者にとってそれぞれが必要な時期にそれぞれが丁寧に話を聴きながら（自己決定までのフローチャート1〜5）、難病療養者とかかわる[13]のと同様に、臨床心理士も必要な時期にかかわることが、難病療養者の本当の気持ちを見出すために必要である。多種多様な職種がいて、それぞれの立場やそれぞれの専門性を活かした部分で、誠心誠意、難病療養者へかかわっていくことが理想である。

　難病療養者の話を聴いているからといって、その人の生活に関することのすべてを把握しないといけないとか、おこなおう等と思ってしまうことは、話を聴く人にしばしば生じてしまう心情であるが、これはとても危険なので、注意が必要である。気概は大事だが、万能感には注意しなければならない。目の前のクライエントにかかわる際に、〈全部は解決できないけれど、この部分は伝えることができるかもしれない〉というスタンス、しかし、そのクライエントとかかわっている時間には全身全霊でそのクライエントに向き合うことが大切となる。

13）ALSは多職種が最も多くかかわる病いである。それゆえに、ALS療養者本人の気持ちが徐々に見えなくなっていったり、周囲の人の力動に巻き込まれて、ALS療養者本人の気持ちが薄れてしまったりすることに注意が必要である。

3. 適切な相談場所への紹介が必要な場合

　自分が今、聴いている場所以外に、そのクライエントが相談するのに適切な場所があることを知っておくことは重要である。先ほど述べた万能感に注意をしておくと、より適切な場所への紹介や連携がしやすくなる。適切な相談場所への紹介が必要な事例について、以下に見てみよう。これも実際の事例を換骨奪胎したものだが、実際の臨床現場でしばしば出会う事例である。

(1) ひきこもり状態の難病療養者の事例

　難病の背景に、ひきこもりの問題を抱えている場合には、各都道府県の精神保健福祉センターへの相談や精神科の受診を勧めることも考慮する。

> 【例3】「　」：ひきこもり状態の難病療養者の母の言葉　〈　〉：話を聴く人の言葉
>
> 「子どもが小学校高学年で不登校になり、中学校もほとんど行けていない。難病だと言われたので、今、相談をしたのだけれど、どうしたらよいか。高校も行けなかったし、今、20歳代後半だが、病院に行くのも嫌がる。この歳までずっと家にひきこもっていたから、家の外に出るのをとても嫌がる。だから病院に行くのも一苦労。血液検査の数値も悪かったから入院が必要と言われて入院をしていたけれど、子どもが家に帰りたい、病院の食事が嫌だからと言って、強制退院をしてしまった。どうしたらよいか。うちの子はコンビニのから揚げが好きで、それが食べられないことが嫌だからという理由らしい。あとは家に帰りたいという一点張りで、病院側

> もどうにもならず、強制退院をしてしまった。」
> 〈（いろいろ生活状況について尋ねる。）〉

　この例のように、もともとはひきこもりで家から出ないまま生活をしていたけれど難病を発病してしまったという場合には、本人の難病の病状だけではなく、家族全体に潜んでいる家族のそれぞれの問題や家族力動にも目を向ける必要が出てくる。この例においては、例えば電話相談や数回の面接だけでクライエントの状況を改善しようと思ったとしてもそれはとても難しい。

　だからといって諦めるのではない。クライエントが自力で外の相談機関におもむくことについて困難が生じるので、支援者が自宅に訪問をしたり、不登校やひきこもりの支援をしている公的機関につないだり（リファーしたり）することが重要である。相談窓口を紹介し、またその相談窓口にこちらからも情報を伝えてよいかと許可を得て、適切な相談場所につなぐことが必要である。

　この例のように、こころの病気が長く続いている場合には、耳当たりのよい話しか聞き入れない場合も多い。また、ただただ話を聴いてほしかったり、「大変な子どもをもったかわいそうな自分」に酔っていたりすることも多く、困難事例である。

（2）精神疾患が疑われる難病療養者の事例

　相談の場では、現在は難病療養者であるが、難病になる前から精神疾患を有しているという事例も少なくない。「死にたくなる」という言葉が相談の場面で発せられた場合には、精神科医や臨床心理士等の専門家にアセスメントを依頼する等をして、対応を検討することが望ましい。

【例4】「　」：クライエントの言葉

「自分は心理学の本をたくさん読んで、自分がアダルトチルドレンだとわかった。自分はアダルトチルドレンだから、親からの愛情がなくて、こうなってしまった。難病になったのも、周囲の人の頼みを断れずに無理をしたから。調子がよいときには自分でなんでもできるような気がして、相手が頼んでいないこともやってあげていた。でも、体調もよくなかったり、周囲の人が自分を憐れみの目で見たりすると、気分も落ち込んで死にたくなる。」

　自分の精神的な面について、自分で病名をつけてしまっている相談者の場合には、話を聴きながら、さらりと〈誰から診断されたのか〉〈どこの病院に行っているのか〉ということについて確認しておく必要がある。例えば、日本では特に「うつ病」は知名度があるが、気分の落ち込みイコールうつ病ではないことに注意をしなければならない。この事例では、気分の落ち込みだけではなく、「調子がよいとき、なんでもできるような気がして」と話している。このような場合には、双極性障害の可能性もはらんでおり[14)]、精神科を受診して適切な治療を受けることが望ましい。また、この人は死にたくなると言っており、早急な受診が必要である。ただし、このような人の場合には特に精神科に行くことを嫌う傾向があるため、〈主治医に相談をして、気分の落ち込みについても、よく話を聴いてもらったり、適切な場所を紹介してもらったり、薬について相談をしたりすることがよいのではないか〉と伝えることも方法の一つである。

　〈死にたいって言っているから、この人はうつ病なんだ〉とか〈被害妄想があって、なんか幻聴もあるみたいだから統合失調症なんだ〉と決め

つけて話を聴いてしまうことは危険であることを肝に銘じてほしい。話を聴く人自身の専門性と、精神病態水準を把握できる専門性が異なる場合には、専門家の診断やアセスメントを得ることが、難病療養者への長く続いていく心理的支援において有効である。

（3）虐待やDVが疑われる事例

　人は「死」や「虐待」という出来事からは目を背ける傾向がある。「虐待」という言葉自体のもっている意味が重すぎるという理由からである。また、「死」は一昔前よりも身近なものではなくなり、「死」は必要以上に恐ろしいものである、穢れたものである等といったイメージがふくらみ、素直に今、目の前で起きている出来事についてのアセスメントが困難になる心理状態になることが多い。話を聴く際には、問題を過小評価せずに、最悪の事態も想定して対応することも必ず頭の片隅に置い

14）　このように、アセスメントをおこなう場合は、ベースにある知的な能力（IQ）の程度、次に神経発達症のスペクトラムの程度、精神疾患やパーソナリティの状態、そして最後に難病の状態という4側面を見ることが必要となる（図8-1）。偶然「難病療養者として」支援者に出会うことになっただけなので、難病という表現型の背後にある難病療養者本人の特徴を正確にアセスメントする。このようにして全人的に難病療養者を支援していくことが望ましい。

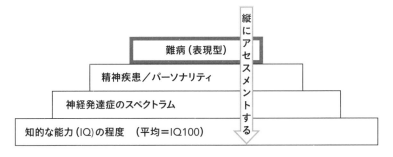

図8-1　アセスメントの4側面

ておき、話を聴く人の対応方法の選択肢の一つとしてもっておくことが
必要である。虐待については第10章で詳しく述べるので、そちらを参
照してほしい。

4. 周囲の人との関係性についての悩み

(1) 医師との関係についての悩みを抱えている難病療養者

　主治医やそれ以外の医師との関係について、悩みを抱えている難病療
養者は多い。主治医に自分の気持ちをどのようにして伝えたらよいか、
主治医との関係性を損なわずに自分の気持ちや自分の要求を伝える方法
はどのようなものであるかという相談は少なくない。以下に、主治医と
の関係について悩む難病療養者の事例について記載する。

【例5】「　」：クライエントの言葉

　「なかなか先生（主治医）と話ができなくて、困っているんです。
最近は特に忙しいみたいで、予約で行っても1時間半以上待つのが
当たり前になっているんです。病院まで片道1時間以上もかかるか
ら、それでも、例えば1時間半以上も待ったとしても、先生とゆっ
くり話ができるのならばよいのだけれど、結局は3分診療。病院を
変えようか迷っているんだけれどね……。それなら大学病院に通っ
ていたときと同じ。なんのために大学病院から移ったのかわからな
い。ただ、その先生は新薬のことにも詳しいみたいで、新薬が出た
ときのことを考えると、その先生のほうがいいかなとか迷ってしま
うんです。」

　主治医との関係での悩みは、非常にデリケートな問題であるため、相談を聴いた場合に、答えを出すのではなく、悩んでいる状態についての共感を心がけることが適切である。主治医をどのように選ぶかについても非常に繊細な問題なので、本人が決めることができるまで、一緒に悩むのがよい。そして、改めて、今の主治医に診療してもらうメリットとデメリットについて尋ねて、相談者が自分の気持ちを確認しながら言葉を出すことによって、相談者が自分の気持ちに気がついていけるようにできるとよい。

（2）友人関係についての悩みを抱えている難病療養者

　友人との関係についての悩みは、難病療養者だけでなく、どのような人にも生じることである。ただ、難病療養者に特有なのは、環境や身体状態の変化によって、また病状の進行に伴って、外見に明らかな変化が生じるということである。人は、外見や状況の大きな変化があった場合には言葉に出してしまったり顔で表現をしてしまったりすることがある。難病療養者は、そのようなちょっとした相手の言動や対応の変化をとても気にする人が多いような印象を臨床現場では受ける。

　【例6】「　」：クライエントの言葉

　「新型コロナウイルス感染症の流行がだいぶ落ち着いてきた感じがするので、今までは全然遊びに行けなかったけれど、長い休みになったら友人と会おうと思っている。ただ、友達とはメッセンジャーアプリでやり取りしているだけで、（コロナ禍が続いていた）この2年以上、全く会っていない。だから、友人はまだ自分が杖をついて歩いていることを知らない。前に会ったときのイメージでいるはずだから、次の長い休みに会うときに、私が杖をついているこ

ととか、歩く速度がゆっくりになっていることに驚くと思う。どうしたらよいか。」

　上記のような相談があった場合には、自分の病気や病状を親しい友人に伝えることに対しての抵抗や悩みについて丁寧に聴く。そして、なぜ伝えることに悩むのか、なぜ驚くと思うということに悩むのか、その背後にある想いに焦点を当て、対応することが適切である。

（3）家族関係についての悩みを抱えている難病療養者

　自分が難病になったことにより家族へかかる負担が大きくなることを心配する難病療養者はとても多い。家族への想いや家族についての悩みは相談の場面で必ずと言っていいほど話題にのぼる。ここでは少しだけ例を挙げるが、第3章も参考にしてほしい。

【例7】「　」：クライエントの言葉

　「自分がこんな難病になってしまって、働けなくなって、親も年をとるから、将来のお金のことも心配だし、親の介護もあるだろうけれど、親を介護するどころか、今は自分が年をとった親に介護をしてもらっている状況だから……なんとも情けなくて……。」

　「家族は、自分以外は特に何も病気をもっていない。だから、自分がちょっと出かけると具合が悪くなって疲れ切って動けなくなってしまってベッドで寝ていることを見ても、だらけているとか怠けているとか、気力がないからだとか言われる。」

（4）難病であると診断された子の「母」

どのような状況においても、「母」という存在は、自分の子どもに何か平常と異なることが生じた際には、「自分のせいである」と思う傾向がある。例えば、何か自分の子どもが事件を起こした場合や、自分の子どもが加害者になった場合、それだけではなく、自分の子どもが被害者になった場合にも、また自分の子どもが病気になった場合にも「自分のせいである」と思う傾向がある。

【例8】「　」：クライエントの言葉

「なぜ自分の子が難病になってしまったのか。なぜ健康な身体に産んであげられなかったのか。遺伝子のことを考えると、自分に問題があったと思えてしまう。」

「学校に行きたくないって言うのです。自分の身体のことをからかわれるからって。先生には伝えたのだけれど、それで保健室に登校して、教室に入れるときに教室にいけばいいっていう形に配慮してもらっているんだけれど、なかなか行けなくて……。」

このような場合には、安易な励ましは厳禁である。また、遺伝学上の知識を伝えるような言動もあまり功を奏しない。とにかく本人の気が済むまでクライエントの話を傾聴することである。

5. 臨床心理士の話の聴き方

臨床心理士としてクライエントの話を聴く際には、〈他でもない「私」

に話をするのはなぜか〉といつも考える。また継続的に話を聴きながら、〈クライエントは話をすることによって、前に進める人なのか〉を考えている。〈クライエントのこころの状態はどのようなものであるのか〉、また特に難病療養者であれば、〈自己決定までのフローチャートのどのような部分にいるのか〉〈今どのようなことを悩んでいるのか〉を考えながら聴いている。そしてクライエントとの距離感については本章でもふれたが、一定の距離を保つようにすることと、俯瞰的にクライエントと臨床心理士である自分を見るようにしている。

　しばしば「そんなにたくさんの人の話を聴いていて疲れないですか」という質問を受ける。一生懸命に聴いているので、こころのエネルギーを使うから、やはりとても疲れる。また事例について、どうして詳細に覚えているのかと質問されることも多い。筆者は基本的にクライエントとの難病カウンセリングでは、クライエントの体調も考慮して、時には短くなる場合も生じるが、基本的には50分という時間で会っている。その50分という時間に全身全霊で向き合っているがゆえに、話を覚えることが可能となる。そして、次の50分という難病カウンセリングの時間になるとその次の人のことを50分、全身全霊をかけて聴いているから、また次の人のことも覚えている。難病カウンセリングに訪れる人は、とにかく一生懸命に人生を生きている人ばかりである。筆者はクライエントが一生懸命に話をするからこそ、真剣に話を聴くことができているのかもしれない。

　ピアサポーターの養成研修の講師をしていると、「つらい話を聴いていると、自分まで落ち込んでしまうのではないでしょうか」という質問もよく出る。臨床心理士である筆者は、そのつらい話にも共感をするが、その真っ暗闇の中にも、ほんの針の穴一つくらいの光を見つけるような気持ちで聴いている。だから一緒になって落ち込んでいくことはあまりない。ただ、とてもひどい体験をした人の話を聴くときには、一緒になって涙が出ることもある。聴くことしかできない自分がいて、無力感

や無用感に打ちのめされることもある。どうにもできず、ただ一緒に同じ時を過ごすしかできないこともある。

　「たくさんの話を聴いていると、誰の話だったか、忘れてしまうのではないですか」という質問をもらうこともある。先述したように、その人の話を一生懸命に聴いているので、その人とお会いしたときに自然と思い出すので忘れない。

　相手との関係の中で生まれてくるものを大事にすること、他の誰でもない「私」に自分の話をしているということを忘れずにいることも重要である。最初は見ず知らずの他人だったのが、話を聴く回数が増えてくるにつれて、「私」の人生に絡まり合ってくる。そして、話を聴いている「私」と、話をする「あなた（クライエント）」の人生はこころの奥底で、まるで布を織り出す「経糸」と「緯糸」のように織り合わされて、それぞれの人生に様々な色合いをのせる。一つとして同じ人生はない。「私」にだから話をしていることを忘れないで、真摯に向き合うことが肝要である。

▶ Main Points
□ 実際の相談場面で見られる内容について理解した。
□ 相談場面に応じた対応方法について少しは知ることができた。
□ 難病療養者の話を聴く際には、その人の背景についても理解しようとすることが大切であることを理解した。
□ 難病療養者の話を聴く際の心構えについて十分に理解した。

▶本章の内容について、より深めるための推薦図書
ケースメント，P.（著）松木邦裕（訳）(1991)．患者から学ぶ――ウィニコットとビオンの臨床応用　岩崎学術出版社
石井均 (2015)．病を引き受けられない人々のケア――聴く力、続ける力、待つ力　医学書院

皆藤章（2010）．生きる心理療法と教育　誠信書房

皆藤章（編）（2014）．心理臨床実践におけるスーパーヴィジョン――スーパーヴィジョン学の構築　日本評論社

皆藤章（監修）高橋靖恵・松下姫歌（編）（2018）．京大心理臨床シリーズ12　いのちを巡る臨床――生と死のあわいに生きる臨床の叡智　創元社

皆藤章（編著・訳）クラインマン，A.（著）（2018）．心理臨床家のあなたへ――ケアをするということ　福村出版

皆藤章・江口重幸・クラインマン，A.（著）皆藤章（編・監訳）（2015）．ケアをすることの意味――病む人とともに在ることの心理学と医療人類学　誠信書房

クラインマン，A.（著）江口重幸・五木田紳・上野豪志（訳）（1996）．病いの語り――慢性の病いをめぐる臨床人類学　誠信書房

クラインマン，A.（著）皆藤章（監訳）（2021）．ケアのたましい――夫として、医師としての人間性の涵養　福村出版

クラインマン，A. 他（著）坂川雅子（訳）（2011）．他者の苦しみへの責任――ソーシャル・サファリングを知る　みすず書房

桑原知子（2010）．カウンセリングで何がおこっているのか――動詞でひもとく心理臨床　日本評論社

ロジャーズ，C.（2001）．老いること――成長しながら老いること　カーシェンバウム，H.・ヘンダーソン，V. L.（編）伊東博・村山正治（監訳）ロジャーズ選集（上）――カウンセラーなら一度は読んでおきたい厳選33論文　pp.42-68.

東畑開人（2016）．霊から心へ――心理療法を医療人類学的に再考する　心理臨床学研究，34（4），365-376.

▶引用・参考文献

鎌田依里（2023）．「こころのケア」としての相談対応――臨床心理士／公認心理師による難病カウンセリング　難病と在宅ケア，28（10），30-33.

クワイン，W. V. O.（著）大出晁・宮館恵（訳）（1984）．ことばと対象　勁草書房

第9章

治験をめぐる難病療養者のこころ

Keywords
臨床試験、治験、インフォームド・コンセント、治験コーディネーター、GCP、くすり、希望

治験は難病療養者の希望である。ALS療養者は日本だけでなく海外の治験を受けることを大きな希望として療養生活を送っている場合も少なくない。まずは本章で日本における治験について学び、興味がある人は海外の治験についても学びを深めてほしい。

1. 臨床研究

臨床研究（試験）とは、治療薬や医療機器の開発、病気の原因や予防の仕方、新しい治療方法を開発し、様々な病いをもって生きる人のQOLの向上を目的に、人に対しておこなう医学研究である。現在の治療方法や治療薬も、過去の臨床研究における多くの様々な病いをもつ人の協力により開発されたものである。将来の医療の質を高めるために重要な研究であると言ってよい。「臨床研究」という言葉は耳慣れないが、難病療養者の生きる希望の一つとなっている「治験」は、臨床研究の一部と言ってよい。すなわち、人における試験を一般に「臨床試験」と言

うが、「くすり[1]の候補」を用いて国の承認を得るための成績を集める臨床試験が、特に「治験」と呼ばれている。

（1）臨床研究の種類

臨床研究は以下の5種類に分類される。

①治療法の研究：実験的な治療法、新たな薬（または薬の組み合わせ）、医療機器、手術方法や放射線療法等について研究されている。

②予防法の研究：病気の予防や病気の再発を防ぐ、より優れた方法を開発するための研究である。薬、ビタミン、ワクチン、ミネラル等を用いた研究やライフスタイルの改善による効果に関する研究等がある。

③診断法の研究：特定の病気や症状のより優れた診断方法を見つけるための研究である。

④スクリーニング研究：特定の病気や症状を見つけるための方法に関する研究である。

⑤QOLの向上に関する研究：慢性疾患を抱えて生きる人が、より快適で質の高い生活を送ることができるようにするための研究である。

（2）臨床研究を探す

初めに、一般募集されている臨床研究を探すことになるが、その際に、①主治医に相談をして紹介を受ける場合と、②難病療養者自身が厚生労

---

1) 化学合成や、植物、土壌中の菌、海洋生物等より発見された物質の中から、試験管の中での実験や動物実験により、病気に効果があり、人に使用しても安全と予測されるものが「くすりの候補」として選ばれる。この「くすりの候補」の開発の最終段階において、健康な人や様々な病いをもつ人に協力してもらい、人での効果と安全性を調べる必要がある。このようにして得られた成績を国が審査し、病気の治療に必要かつ安全に使用できると承認されたものが「くすり」となる。（厚生労働省ホームページより一部改変。）

働省の臨床研究データベース (jRCT)[2)]、大学病院医療情報ネットワーク（UMIN）センター、日本医師会治験促進センター（JMACCT）、日本医薬情報センター（JAPIC）、難病情報センター、臨床研究情報ポータルサイト等のホームページから、必要な情報を得る場合がある。難病療養者やその家族らが自力で検索する場合には、上記ホームページの検索画面で、病名等を入力、検索する。検索結果の中で、「進捗状況」が「参加者募集中」となっているものが現在参加可能な臨床研究である。該当の臨床研究情報の詳細ページの問い合わせ窓口の連絡先に自力で問い合わせをする形となる。

（3）臨床研究に参加したい場合

　医師から参加する臨床研究の進め方や、おこなわれる検査や治療等の内容、参加することのメリットおよびデメリットについての説明を受け、医師や臨床研究コーディネーターと慎重に話し合った上で、参加・不参加を決定することとなる。不参加の場合でもその後の治療に不利になることはない。しかしながら、難病療養者は「時間をかけて臨床研究の説明を受けたのに、不参加だったら、もしかすると今後の診療でしっかりと診察してくれないかもしれない」という、見捨てられ不安を抱く傾向が強い。医師や支援者は、難病療養者が抱くことがある不安についても知っておき対応することが望ましい。難病療養者は、臨床研究の説明を受け、目的や方法、予想される結果や危険性等についても十分に説明を受け理解し、納得した上での同意がない限り、治験が開始されるこ

―――――――

2) 2018年、臨床研究法に基づき、厚生労働省は臨床研究データベース「jRCT（Japan Registry of Clinical Trials）」を新設した。臨床研究法に規定される臨床研究については、このデータベースに登録された後、公表される。jRCTは、世界保健機関（WHO）により、WHOが指定する臨床研究データベース（WHO Primary Registry）として承認された。

とはない[3]。

（4）臨床研究の説明：チェック項目

　臨床研究に参加するかどうかは、難病療養者自身が納得して決定することが大切である。難病療養者は医師に対して、「診察中に検査結果を確認したり、カルテに症状を記入したり、薬を処方したり、紹介状を作成したり、とても忙しそうだから、あまり時間をかけると悪いかもしれない」とか、「待合室ではたくさんの人が待っているから、自分ばかり時間をとると申し訳ない」とか、「なんだか話しかけにくい」という気持ちを抱いていることが多くある。しかし、通常の診療とは異なり、治験の説明時間は十分に確保されるため、納得するまで医師に質問をすることが可能となる。帰宅したのちに、家族と相談してから決める形でもよいとされている。下記の項目は、医師から十分な説明を受け、治験参加に際してその内容を理解していることが必要なものである。

　①臨床研究の目的。

　②治験薬の使用方法。

　③検査内容。

　④臨床研究に参加する機関。

　⑤期待される効果と予想される副作用。

　⑥臨床研究への参加はいつでもやめることができ、不参加の場合でも不利益は被らないこと。

　⑦副作用が起きて被害を受けた場合、補償を請求できること。

　⑧カルテ、検査結果等の医療記録を、臨床研究を依頼した製薬会社、厚生労働省、治験審査委員会の担当者が見ること。

　⑨担当する医師の氏名、連絡先。

---

3) 第4章「難病療養者に対してのインフォームド・コンセント」を参照のこと。

⑩その他、臨床研究に関する質問、相談のための問い合わせ先。

（5）承諾書への署名、臨床研究開始

インフォームド・コンセントを受け、十分に理解した上で、臨床研究への参加を希望する難病療養者は承諾書に署名をする。難病療養者が医師から説明を受けた後、決められたスケジュールに基づき臨床研究が開始される。ただし、臨床研究への参加の撤回[4]は研究開始後においても、いつでも可能である。

2. 治験

（1）治験をおこなう場所

治験は病院でおこなわれる。「医薬品の臨床試験の実施の基準に関する省令」という規則に定められた要件を満たす病院だけが治験をおこなう病院として選ばれる。その要件とは以下の4点である。

①医療設備が十分に整っていること。

②責任をもって治験を実施する医師、看護師、薬剤師等がそろっていること。

③治験の内容を審査する委員会を利用できること。

④緊急の場合には直ちに必要な治療、処置をおこなうことができること。

（2）治験を実施するためのルール

人における「くすりの候補」の効果（有効性）と安全性を調べる治験は、科学的な方法で、治験への参加者の人権を最優先にしておこなわれる。

4）参加の撤回については担当医に相談する。

　治験をおこなう製薬会社、病院、医師は、薬事法と、薬事法に基づいて国が定めた「医薬品の臨床試験の実施の基準に関する省令 (Good Clinical Practice：GCP)」という規則を守らなければならない。GCP規則は欧米諸国をはじめ国際的に認められている。薬事法、GCPで定められている規則は以下の5項目である。

①治験の内容を国に届け出ること。製薬会社は、治験を担当する医師が合意した「治験実施計画書」(「くすりの候補」の服薬量、回数、検査内容・時期などが記載された文書) を厚生労働省に届け出る。厚生労働省は、この内容を調査し、問題があれば変更等の指示を出す。

②治験審査委員会において治験の内容をあらかじめ審査すること。治験審査委員会では「治験実施計画書」が、治験に参加する人の人権と福祉を守り、「くすりの候補」のもつ効果を科学的に調べられる計画になっているか、治験を行う医師は適切か、参加する人に治験の内容を正しく説明するようになっているか等を審査する。治験審査委員会には、医療を専門としない者、また病院と利害関係のない者が必ず参加することとなっている。製薬会社から治験を依頼された病院は、この委員会の審査を受けて、その指示に従わなければならない。

③同意が得られた人のみを治験に参加させること。治験の目的、方法、期待される効果、予測される副作用などの不利益、治験に参加しない場合の治療法等について文書で説明し、文書による参加者の同意を得なければならない。

④重大な副作用は国に報告すること。治験中に発生したこれまでに知られていない重大な副作用は、治験を依頼した製薬会社から国に報告され、参加者の安全を確保するため必要に応じて治験計画の見直し等がおこなわれる。

⑤製薬会社は、治験が適正におこなわれていることを確認すること。治験を依頼した製薬会社の担当者 (モニター) は、治験の進行を調査

して、「治験実施計画書」やGCPの規則を守って適正におこなわれ
ていることを確認する。

（3）治験に参加するにあたっての注意事項

　治験に参加する難病療養者の安全の確保と信頼できるデータを集める
ために、難病療養者には治験中に守るべき事項がある。その内容は、イ
ンフォームド・コンセントの際に手渡される説明文書の中に記載されて
いる以下の項目である。

①治験薬の服薬方法、検査等：治験薬の服薬方法、服薬期間、回数を
　正確に守ること。使わなかった治験薬は、まだ国から承認された薬
　ではないので、必ず返却すること。

②生活上の注意：治験の内容や病気の種類によっては食事や運動に関
　する注意や、飲酒、喫煙などの制限がある。

③他の病院を受診する場合や、他の薬を服用する場合の注意：他の病
　院を受診したり、新たな薬を服用したりする場合には前もって治験
　を担当する医師に相談すること。他のくすりと治験薬を組み合わせ
　て使用すると、それぞれの作用を弱めたり、または強めたりするな
　ど予期しないことが起こることがあるため、自己判断は危険であ
　る。他の病院を受診する場合には、必ず治験を担当する医師に相談
　すること。そして、他の病院の医師にも、難病療養者自身が治験に
　参加していることを伝えること。また、市販の風邪薬や漢方薬など
　を服用する場合も、前もって治験を担当する医師に相談すること。

④治験薬を使い始めて、体調にいつもと違う症状が出たときは、すぐ
　に担当医師に連絡すること。

（4）治験における副作用への注意

　くすりには、病気の症状に応じた様々な効果がある反面、好ましくな
い作用（副作用）もある。治験に参加する難病療養者にとって、不安材料

の一つでもある「安全性」に対して、治験では最も注意が払われる。治験の途中で何度も、製薬会社の担当者が病院へ出向き、予定通り診察や検査がおこなわれているかを確認する（このことを「モニタリング」と言う）。治験の開始前に、この治験の内容を審査した治験審査委員会も、1年に1回以上、治験が適切におこなわれているかどうかを審査する。治験の途中で、死亡や未知の重大な副作用が起きた場合は、速やかに治験審査委員会と製薬会社に連絡される。連絡を受けた治験審査委員会は、治験の継続の可否について審査する。また、連絡を受けた製薬会社は、重大な副作用である場合等には、定められた期限内に国に報告し、必要な場合には治験の見直しをおこなう。治験への参加中には、他の難病療養者で見られた副作用等について説明され、難病療養者自身の治験への継続参加の意思が確認される。インフォームド・コンセントの際に渡される説明文書には、治験薬のこれまでに見られた副作用や予想される副作用について説明があり、注意事項が書かれている。

(5) 治験参加者への配慮

　治験に参加する難病療養者は、通常の治療に比べて通院や検査の回数が増えることもある。このような場合、難病療養者自身の負担を少なくするために、治験をおこなっている病院では、様々な配慮がなされている。これらの配慮の具体例は、病院によって異なるため、実際に治験に参加する前に病院に尋ねておくことが望ましい。

　治験に参加する難病療養者の負担を少なくするための配慮の例としては、以下のような項目が挙げられる。

　①診察の待ち時間を短くするための、治験専門の外来診察の設置。

　②服薬指導や、難病療養者の相談を受ける専任の看護師、薬剤師の配置。

　③治験や健康等に関する質問や相談に応じる治験相談窓口の設置。

　④治験を依頼している製薬会社による、治験薬を使用している期間中

の検査費用と一部のくすり費用の負担。

⑤一定の範囲での通院の交通費補助。

3. 治験をめぐる難病療養者のこころ

　以上のように、本章では治験に関する内容について明らかにしたが、何より大事なのは「治験は難病療養者の希望となっている」ことである。実際の治験では、偽薬（プラセボ）を投与される群として参加することになる場合があるにもかかわらず、治験は難病療養者にとっての希望であり、支えとなるものである。

　難病療養者は「治験に参加したい」とか「治験に参加できれば、新薬を投与してもらえるから、参加してみたいと思っている」等という想いを抱いている。また、通院する医師を選択する際に、「この医師は、治験に名前を連ねているから安心」とか「治験について詳しい医師なので、新薬ができたときに、この医師が主治医であれば、すぐに新薬を投与してくれると思う」等といった想いを抱いて、通院する医師を決めている場合も少なくない。

　一方で、「いつになったら治験を受けられるのだろう」「治験が開始されるときにはもう動けなくなって、治験すら間に合わなくなっているかもしれない」などといった不安や焦り、憔悴も見られる。そして、自分が受けたくても居住地域が理由で治験の対象外になる場合には、やるせなさや憤り、嘆きが生じる。このような心理臨床現場での実情からも、治験をめぐっての、難病療養者への心理的支援の必要性があることも見えてくるだろう。

▶Main Points
□ 治験について理解した。
□ 治験をめぐる実情について理解した。
□ 治験コーディネーターについて十分に理解した。

▶引用・参考文献
大学病院医療情報ネットワーク（UMIN）センター．https://www.umin.ac.jp/ctr/index-j.htm（2022年7月17日取得）
厚生労働省．治験．https://www.mhlw.go.jp/stf/seisakunitsuite/bunya/chiken.html（2022年7月17日取得）
厚生労働省臨床研究データベース（jRCT）．https://jrct.niph.go.jp/（2022年7月17日取得）
日本医師会治験促進センター（JMACCT）．https://dbcentre3.jmacct.med.or.jp/jmactr/（2022年7月17日取得）
日本医薬情報センター（JAPIC）．https://database.japic.or.jp/is/top/index.jsp（2022年7月17日取得）
臨床研究情報ポータルサイト．https://rctportal.niph.go.jp/（2022年7月17日取得）

第10章

虐待の実態と難病療養者
難病療養者の虐待を早期発見するために

Keywords

高齢者虐待、児童虐待、障碍者虐待、障害者虐待防止法、高齢者虐待防止法、
ドメスティック・バイオレンス、DV 防止法

　難病療養者に対する虐待への対応については、その他の虐待の場合へと統合され、対応がなされる。したがって、様々な対象への虐待について知っておくことにより、難病療養者への虐待の早期発見、早期対応につながる。

1. 虐待とは

　虐待とは、その人の尊厳を著しく棄損するものであり、身体的虐待、性的虐待、心理的虐待、ネグレクト、経済的虐待の5種類に分類される。それぞれの虐待において具体的な例も示す。「虐待」という言葉のイメージのみにとらわれず、具体的な例を知っておくことは虐待の早期発見、早期対応、および支援者のこころの健康保持[1]のためにも重要である。

---

1) 支援者は虐待に関連する事例にふれることにより精神的な傷つきを得る。それゆえに、支援者自身のこころのケアやこころの健康保持も重要な支援課題であると言える。

　虐待の具体例等について以下に示すが、実際の虐待事例について検討したい場合には、□にチェックを入れながら確認することによって虐待の様子をイメージしやすくなり、かつ早期発見、早期対応につながるため、虐待のチェック項目としても利用可能である。

（1）身体的虐待

①子どもの場合

□ 外傷：打撲傷、あざ（内出血）、骨折、頭蓋内出血などの頭部外傷、内臓損傷、刺傷、たばこなどによる火傷等。

□ 生命に危険のある暴行：首を絞める、殴る、蹴る、投げ落とす、激しく揺さぶる[2]、熱湯をかける、布団蒸しにする、溺れさせる、逆さ吊りにする、異物をのませる、食事を与えない、冬戸外に閉め出す、縄などにより一室に拘束する等。

□ 意図的に子どもを病気にさせる[3]等。

②子ども以外の場合（障碍者、高齢者、DV被害者等）

□ 暴力的行為で、痛みを与えたり、身体にあざや外傷を与えたりする行為。

---

2) 乳幼児を激しく揺さぶることにより、「揺さぶられっこ症候群」が発生する。乳幼児の脳をイメージする際には、容器に水を入れた中に豆腐を浮かばせた状態をイメージするとよい。容器の中の豆腐が激しく揺さぶられることによって崩れてしまうように、乳幼児の脳は激しく揺さぶられることによって損傷する。

3) 意図的に子どもを病気にさせる場合とは、①意図的に子どもを病気にさせて放置し死亡させる場合、②「代理ミュンヒハウゼン症候群」の保護者の場合とに分けられる。代理ミュンヒハウゼン症候群の場合には、故意に子どもを病気にさせたり怪我等をさせたりして、病院に連れていくことにより「甲斐甲斐しく子どもの世話をしている保護者」として医療従事者から認められたり褒められたり同情されたりすることを目的としている、重篤な精神的な病気である。

［具体例］

□ 平手打ちをする。つねる。殴る。蹴る。やけど、打撲をさせる。

□ 刃物や器物で外傷を与える等。

□ ぶつかって転ばせる。

□ 入浴時、熱い湯やシャワーをかけてやけどをさせる。

□ 本人に向けられた危険な行為や身体に何らかの影響を与える行為。

［具体例］

□ 本人に向けて物を壊したり、投げつけたりする。

□ 本人に向けて刃物を近づけたり、振り回したりする [4] 等。

□ 本人の利益にならない強制による行為によって痛みを与えたり、代替方法があるにもかかわらず本人を乱暴に取り扱ったりする行為。

［具体例］

□ 医学的判断に基づかない痛みを伴うようなリハビリを強要する。

□ 移動させるときに無理に引きずる。

□ 医学的診断や介護サービス計画等に位置づけられておらず、身体的苦痛や病状悪化を招く行為を強要する。

□ 介護がしやすいように、介護者の都合でベッド等へ抑えつける。

□ 車椅子やベッド等から移動させる際に、必要以上に身体を高く持ち上げる。

---

[4] 「暴行とは人に向かって不法なる物理的勢力を発揮することで、その物理的力が人の身体に接触することは必要でない。例えば、人に向かって石を投げ又は棒を打ち下せば、仮に石や棒が相手方の身体に触れないでも暴行罪は成立する」（東京高裁判決昭和25年6月10日）。この判例の通り、身体的虐待における暴力的行為とは、刑法上の「暴行」と同様、高齢者の身体に接触しなくても、高齢者に向かって危険な行為や身体になんらかの影響を与える行為があれば、身体的虐待と認定することができる。

  □ 食事の際に、介護者の都合で、本人が拒否しているのに無理や
   り口に入れて食べさせる。

  □「緊急やむを得ない」場合以外の身体拘束・抑制等。

 □ 外部との接触を意図的、継続的に遮断する行為。

  ［具体例］

  □ 身体を拘束し、自分で動くことを制限する（ベッドに縛り付ける。
   ベッドに柵を付ける。つなぎ服を着せる。意図的に薬を過剰に服用させ
   て、動きを抑制する等）。

  □ 外から鍵をかけて閉じ込める。中から鍵をかけて長時間家の中
   に入れない等。

（2）心理的虐待

①子どもの場合

□ 言葉による脅かし、脅迫等。

□ 子どもを無視したり、拒否的な態度を示したりすること等。

□ 子どもの心を傷つけることを繰り返し言う。

□ 子どもの自尊心を傷つけるような言動等。

□ 他のきょうだいとは著しく差別的な扱いをする。

□ 子どもの面前で配偶者やその他の家族・きょうだい等に対し暴力
 をふるう等。

②子ども以外の場合（障碍者、高齢者、DV被害者等）

□ 脅しや侮辱などの言語や威圧的な態度、無視、嫌がらせ等によっ
 て、精神的苦痛を与えること。

 ［具体例］

 □ 老化現象や障碍やそれに伴う言動などを嘲笑したり、それを人
  前で話すなどにより、本人に恥をかかせたりする（排泄の失敗、
  食べこぼし等）。

　　□ 怒鳴る、ののしる、悪口を言う。

　　□ 侮蔑を込めて、子どものように扱う。

　　□ 排泄交換や片づけをしやすいという目的で、本人の尊厳を無視
　　　してトイレに行けるのにおむつをあてたり、食事の全介助をし
　　　たりする。

　　□ 台所や洗濯機を使わせないなど、生活に必要な道具の使用を制
　　　限する。

　　□ 家族や親族、友人等との団らんから排除する等。

□ 威嚇的な発言、態度。

　［具体例］

　　□ 怒鳴る、罵る。

　　□「ここ（施設・居宅）にいられなくしてやる」「追い出すぞ」等と言
　　　い脅す等。

□ 侮辱的な発言、態度。

　［具体例］

　　□ 排せつの失敗や食べこぼしなど老化現象やそれに伴う言動等を
　　　嘲笑する。

　　□ 日常的にからかったり、「死ね」など侮蔑的なことを言ったりする。

　　□ 排せつ介助の際、「臭い」「汚い」などと言う。

　　□ 子ども扱いするような呼称で呼ぶ等。

　　□ 高齢者や障碍者の家族の存在や行為を否定、無視するような発
　　　言、態度。

　　□「意味もなくナースコールを押さないで」「なんでこんなことが
　　　できないの」などと言う。

　　□ 他人に本人や家族の悪口等を言いふらす。

　　□ 話しかけ、ナースコール等を無視する。

　　□ 本人の大切にしているものを乱暴に扱う、壊す、捨てる。

　　□ 本人がしたくてもできないことを当てつけにやってみせる（他

人にさせる）等。

□ 本人の意欲や自立心を低下させる行為。

　　［具体例］

　　　□ トイレを使用できるのに、職員の都合を優先し、本人の意思や
　　　　 状態を無視しておむつを使う。

　　　□ 自分で食事ができるのに、介護者の都合を優先し、本人の意思
　　　　 や状態を無視して食事の全介助をする等。

□ 心理的に高齢者を不当に孤立させる行為。

　　［具体例］

　　　□ 本人の家族や友人に伝えてほしいという訴えを理由なく無視し
　　　　 て伝えない。

　　　□ 理由もなく住所録を取り上げるなど、外部との連絡を遮断する。

　　　□ 面会者や来客が訪れても、本人の意思や状態を無視して面会さ
　　　　 せない等。

□ 車椅子での移動介助の際に、速いスピードで走らせ恐怖感を与え
　 る。

□ 自分の信仰している宗教に加入するよう強制する。

□ 本人の顔に落書きをして、それをカメラ等で撮影し他人に見せる。

□ 本人の意思に反した異性介助を繰り返す。

□ 浴室脱衣所で、異性と一緒に着替えさせたりする等。

（3）ネグレクト（放棄・放置）

①子どもの場合

□ 子どもの健康・安全への配慮を怠っている等。

　　［具体例］

　　　□ 家に閉じこめる（子どもの意思に反して学校等に登校させない）。

　　　□ 重大な病気になっても病院に連れて行かない。

　　　□ 乳幼児を家に残したままたびたび外出する。

□ 乳幼児を車の中に放置する等。

□ 子どもにとって必要な情緒的欲求に応えていない（愛情遮断など）。

□ 食事、衣服、住居などが極端に不適切で、健康状態を損なうほど
の無関心・怠慢等。

［具体例］

□ 適切な食事を与えない。

□ 下着等を長期間ひどく不潔なままにする。

□ 極端に不潔な環境の中で生活をさせる等。

□ 親がパチンコに熱中している間、乳幼児を自動車の中に放置し、
熱中症で子どもが死亡したり、誘拐されたり、乳幼児だけを家
に残して火災で子どもが焼死したりする事件も、ネグレクトと
いう虐待の結果であることに留意すべきである。

□ 子どもを遺棄する。

□ 祖父母、きょうだい、保護者の恋人などの同居人が身体的虐待、
心理的虐待、または性的虐待に掲げる行為と同様の行為を行って
いるにもかかわらず、それを放置する。

②子ども以外の場合（障碍者、高齢者、DV被害者等）

□ 意図的であるか、結果的であるかを問わず、介護や生活の世話を
おこなっている者が、その提供を放棄または放任し、本人の生活
環境や、本人の身体・精神的状態を悪化させていること。

［具体例］

□ 入浴しておらず異臭がする、髪・ひげ・爪が伸び放題だったり、
皮膚や衣服、寝具が汚れたりしている。汚れのひどい服や破れた
服を着せている等、日常的に著しく不衛生な状態で生活させる。

□ 褥瘡（床ずれ）ができるなど、体位の調整や栄養管理を怠る。

□ おむつが汚れている状態を日常的に放置している。

□ 水分や食事を十分に与えられていないことで、空腹状態が長時

間にわたって続いたり、脱水症状や栄養失調の状態にあったりする。

□ 健康状態の悪化をきたすような環境（暑すぎる、寒すぎる等）に長時間置かせる。

□ 室内にごみが放置されている、鼠やゴキブリがいるなど劣悪な環境に置かせる等。

□ 専門的診断や治療、ケアが必要にもかかわらず、本人が必要とする医療・介護保険サービス等を、周囲が納得できる理由なく制限したり使わせたりしない、放置する。

［具体例］

□ 医療が必要な状況にもかかわらず、受診させない。あるいは救急対応を行わない。

□ 処方通りの服薬をさせない、副作用が生じているのに放置している、処方通りの治療食を食べさせない。

□ 徘徊や病気の状態を放置する。

□ 虐待対応従事者が、医療機関への受診や専門的ケアが必要と説明しているにもかかわらず、無視する。

□ 本来は入院や治療が必要にもかかわらず、強引に病院や施設等から連れ帰る等。

□ 同居人等による高齢者虐待と同様の行為を放置する。

□ 孫や子が本人に対して行う暴力や暴言行為を放置する等。

□ 必要な用具の使用を限定し、本人の要望や行動を制限させる行為。

［具体例］

□ ナースコール等を使用させない、手の届かないところに置く。

□ 必要なめがね、義歯、補聴器等があっても使用させない。

（4）性的虐待

①子どもの場合

□ 子どもへの性交、性的暴行、性的行為の強要・教唆等。

□ 性器を触るまたは触らせるなどの性的暴力、性的行為の強要・教唆等。

□ 性器や性交を見せる。

□ ポルノグラフィーの被写体等に子どもを強要する。

②子ども以外の場合（障碍者、高齢者、DV被害者等）

□ 本人との間で合意が形成されていない、あらゆる形態の性的な行為またはその強要。

　　［具体例］

　　□ 排泄の失敗に対して懲罰的に下（上）半身を裸にして放置する。

　　□ 排泄や着替えの介助がしやすいという目的で、下（上）半身を裸にしたり、下着のままで放置したりする。

　　□ 人前で排泄行為をさせる、おむつ交換をする。またその場面を見せないための配慮をしない。

　　□ 性器を映像や写真に撮る、スケッチをする。撮影したものを他人に見せる。

　　□ キス、性器への接触、セックスを強要する。

　　□ わいせつな映像や写真を見せる。

　　□ 自慰行為を見せる。

　　□ 性的な話を強要する（無理やり聞かせる、無理やり話させる）等。

（5）経済的虐待[5]

□ 本人の合意なしに財産や金銭を使用し、本人の希望する金銭の使

─────────

5) 養護しない親族による経済的虐待について「養護者による虐待」として認定する。

用を理由なく制限すること。

［具体例］

□ 日常生活に必要な金銭を渡さない、使わせない。不当に制限する。

□ 本人の自宅等を本人に無断で売却する。

□ 預貯金や年金等を無断で使用する。

□ 入院や受診、介護保険サービスなどに必要な費用を支払わない。

□ サービス等の事業所に金銭を寄付・贈与するよう強要する。

□ 金銭・財産等の着服・窃盗等（本人のお金を盗む、無断で使う、処分する、無断流用する、おつりを渡さない）。

□ 立場を利用して、「お金を貸してほしい」と頼み、借りる等。

2. 虐待の種類

（1）障碍者虐待

　障碍者に対する虐待は、障碍者虐待と言い、「障害者虐待の防止、障害者の養護者に対する支援等に関する法律」（以下、障害者虐待防止法と記載）という法律で規制されている。この法律は、2011年（平成23年）6月14日に衆議院厚生労働委員長から提出され、同日衆議院で可決、同月17日に参議院で可決成立し、同月24日に公布された。この法律では、2012年（平成24年）10月1日から、国や地方公共団体、障碍者福祉施設従事者等、使用者などに障碍者虐待の防止等のための責務を課すとともに、障碍者虐待を受けたと思われる障碍者を発見した者に対する通報義務を課すなどしている。図10-1に厚生労働省ホームページ[6]より障害者虐待防止法の概要を示す。法令の条文等を詳しく参照したい場合は、厚

6）厚生労働省「障害者虐待の防止、障害者の養護者に対する支援等に関する法律の概要（https://www.mhlw.go.jp/file/06-Seisakujouhou-12200000-Shakaiengokyokushougaihokenfukushibu/0000129721.pdf）」（2022年8月7日取得）。

目的

障害者に対する虐待が障害者の尊厳を害するものであり、障害者の自立及び社会参加にとって障害者に対する虐待を防止することが極めて重要であること等に鑑み、障害者に対する虐待の禁止、国等の責務、障害者虐待を受けた障害者に対する保護及び自立の支援のための措置、養護者に対する支援のための措置等を定めることにより、障害者虐待の防止、養護者に対する支援等に関する施策を促進し、もって障害者の権利利益の擁護に資することを目的とする。

定義

1　「障害者」とは、身体・知的・精神障害その他の心身の機能の障害がある者であって、障害及び社会的障壁により継続的に日常生活・社会生活に相当な制限を受ける状態にあるものをいう。
2　「障害者虐待」とは、①養護者による障害者虐待、②障害者福祉施設従事者等による障害者虐待、③使用者による障害者虐待、の3つをいう。
3　障害者虐待の類型は、①身体的虐待、②放棄・放置、③心理的虐待、④性的虐待、⑤経済的虐待、の5つ。

虐待防止施策

1　何人も障害者を虐待してはならない旨の規定、障害者虐待の防止に係る国等の責務規定、障害者虐待の早期発見の努力義務規定を置く。
2　「障害者虐待」を受けたと思われる障害者を発見した者に速やかな通報を義務付けるとともに、障害者虐待等に係る具体的なスキームを定める。

養護者による障害者虐待
[市町村の責務]相談等、居室確保、連携確保
[スキーム]
虐待発見→通報→市町村→①事実確認（立入調査等）②措置（一時保護、後見審判請求）

障害者福祉施設従事者等による障害者虐待
[設置者等の責務]当該施設における障害者虐待の防止等のための措置を実施
[スキーム]
虐待発見→通報→市町村→報告→都道府県→①監督権限等の適切な行使②措置等の公表

使用者による障害者虐待
[事業主の責務]当該事業所における障害者に対する虐待防止等のための措置を実施
[スキーム]
虐待発見→通報→市町村→通知→都道府県→報告→労働局→①監督権限等の適切な行使②措置等の公表

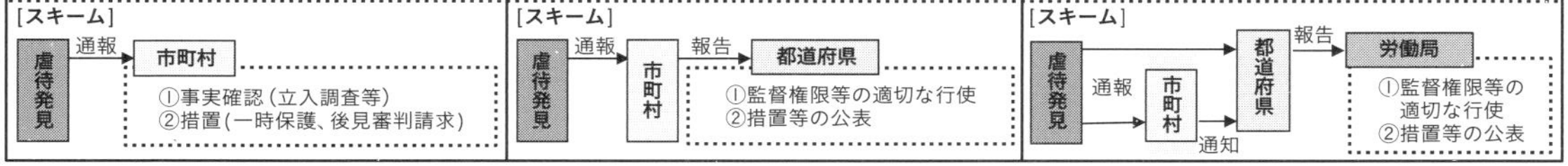

3　就学する障害者、保育所等に通う障害者及び医療機関を利用する障害者に対する虐待への対応について、その防止等のための措置の実施を学校の長、保育所等の長及び医療機関の管理者に義務付ける。

その他

1　市町村・都道府県の部局又は施設に、障害者虐待対応の窓口等となる「市町村障害者虐待防止センター」・「都道府県障害者権利擁護センター」としての機能を果たさせる。
2　市町村・都道府県は、障害者虐待の防止等を適切に実施するため、福祉事務所その他の関係機関、民間団体等との連携協力体制を整備しなければならない。
3　国及び地方公共団体は、財産上の不当取引による障害者の被害の防止、救済を図るため、成年後見制度の利用に係る経済的負担の軽減のための措置等を講ずる。

※虐待防止法スキームには、家庭の障害児には児童虐待防止法を、施設入所等障害者には施設等の種別（障害者支援施設等、児童養護施設等、養介護施設等）に応じて、この法律、児童福祉法又は高齢者虐待防止法には、この法律及び高齢者虐待防止法を、それぞれ適用。

図 10-1　障害者虐待防止法の概要

165

生労働省のホームページで確認してほしい。

（2）高齢者虐待

　高齢者に対する虐待は、高齢者虐待と言い、「高齢者虐待の防止、高齢者の養護者に対する支援等に関する法律」（以下、高齢者虐待防止法と記載）で規定されている。この法律は、2006年（平成18年）4月1日から施行された。この法律では、高齢者の権利利益の擁護に資することを目的に、高齢者虐待の防止とともに高齢者虐待の早期発見・早期対応の施策を、国及び地方公共団体の公的責務のもとで促進することとしている。国民全般に高齢者虐待にかかる通報義務等を課し、福祉・医療関係者に高齢者虐待の早期発見等への協力を求めるとともに、市町村における相談・通報体制の整備、事実確認や被虐待高齢者の保護にかかる権限の付与、養護者への支援措置、養介護施設の業務または養介護事業の適正な運営を確保するための関係法令に基づく市町村（特別区を含む、以下同じ）、都道府県の適切な権限行使等について定めるものである。

　高齢者虐待防止法では、「高齢者」を65歳以上の者と定義している（第2条第1項）。ただし、65歳未満の者であって養介護施設に入所し、その他養介護施設を利用し、またはその他養介護事業にかかるサービスの提供を受ける障碍者については、「高齢者」と見なして養介護施設従事者等による虐待に関する規定が適用される（第2条第6項）。また、高齢者虐待を、①養護者による高齢者虐待、②養介護施設従事者等による高齢者虐待に分けて定義している。

　養護者もしくは介護者による高齢者への虐待がどのような内容であるかについても具体的に厚生労働省から例示[7]されており、多角的な方面から高齢者の虐待を発見することができるようになっている。

─────────

7）厚生労働省「高齢者虐待防止の基本（https://www.mhlw.go.jp/file/06-Seisakujouhou-12300000-Roukenkyoku/1.pdf）」（2022年8月7日取得）を参照のこと。

（3）ドメスティック・バイオレンス[8]

　日本においては、日本国憲法に個人の尊重と法の下の平等がうたわれ、人権の擁護と男女平等の実現に向けた取り組みがおこなわれている。ところが、配偶者からの暴力は、犯罪となる行為をも含む重大な人権侵害であるにもかかわらず、被害者の救済が必ずしも十分におこなわれてこなかった。また、配偶者からの暴力の被害者は、多くの場合、女性であり、経済的自立が困難である女性に対して配偶者が暴力を加えることは、個人の尊厳を害し、男女平等の実現の妨げとなっている。このような状況を改善し、人権の擁護と男女平等の実現を図るためには、配偶者からの暴力を防止し、被害者を保護するための施策を講ずることが必要であるとの考えから、2001年（平成13年）に「配偶者からの暴力の防止及び被害者の保護等に関する法律」[9]が制定された。

　この法律は、配偶者からの暴力にかかる通報、相談、保護、自立支援等の体制を整備し、配偶者からの暴力の防止及び被害者の保護を図ることを目的としている。被害者が男性の場合もこの法律の対象となるが、被害者は、多くの場合、女性であることから、女性被害者に配慮した内容の前文が置かれているのが現状である。

　「配偶者からの暴力」の「配偶者」には、婚姻の届出をしていない、い

———————

8）ドメスティック・バイオレンスは英語のdomestic violenceをカタカナで表記したもので、略してDVと呼ばれることもある。ドメスティック・バイオレンスの用語については、明確な定義はないが、日本では「配偶者や恋人など親密な関係にある、又はあった者から振るわれる暴力」という意味で使用されることが多い。配偶者からの暴力を防止し、被害者の保護等を図ることを目的として制定された「配偶者からの暴力の防止及び被害者の保護等に関する法律」は、DV防止法と呼ばれることもある。内閣府男女共同参画局ホームページ（https://www.gender.go.jp/policy/no_violence/e-vaw/dv/index.html、2022年8月8日取得）を参照のこと。

9）これまで数回の改正がおこなわれ、2019年（令和元年）にも改正されている。詳しくは内閣府男女共同参画局ホームページ（https://www.gender.go.jp/policy/no_violence/e-vaw/law/index2.html、2022年8月8日取得）を参照のこと。

わゆる事実婚も含まれる。男性、女性の別を問わない。また、離婚後（事実上離婚したと同様の事情に入ることを含む）も引き続き暴力を受ける場合を含む。「暴力」は、身体に対する暴力またはこれに準ずる心身に有害な影響を及ぼす言動を指す。

　保護命令に関する規定については、身体に対する暴力または生命等に対する脅迫のみを対象としているほか、身体に対する暴力のみを対象としている規定もある。生活の本拠を共にする交際相手（婚姻関係における共同生活を営んでいない者を除く）からの暴力について、この法律を準用することとされている。また、生活の本拠を共にする交際をする関係を解消した後も引き続き暴力を受ける場合を含む。

（4）児童虐待[10]

　すべての子どもは、「児童の権利に関する条約」の精神に則り、適切な養育を受け、健やかな成長・発達や自立が図られることなどを保障される権利がある。それゆえに、子どもの健やかな成長に影響を及ぼす児童虐待の防止[11]は社会全体で取り組むべき重要な課題だとされている。子どもに対する虐待は児童虐待と言われ、「児童虐待の防止等に関する法律」（以下、児童虐待防止法と記載）で規制されている。

　児童虐待に関する相談窓口は、「児童相談所虐待対応ダイヤル」として設定されており、児童相談所虐待対応ダイヤル「189（いちはやく）」へ電話をかけると、居住地の児童相談所につながる。「189（いちはやく）」とダイヤルすることにより、虐待だと推察される事例について、市町村、児童相談所にすぐに相談をおこなうことが可能となり、虐待の早期発

10）厚生労働省「児童虐待防止対策（https://www.mhlw.go.jp/stf/seisakunitsuite/bunya/kodomo/kodomo_kosodate/dv/index.html）」（2022年8月7日取得）を参照のこと。

11）厚生労働省「子ども虐待対応の手引き（https://www.mhlw.go.jp/bunya/kodomo/dv12/00.html）」（2022年8月7日取得）を参照のこと。

見、早期対応につながることを目的としている。

　臨床現場においては、児童相談所の職員も過酷な労働環境や心理的負担の増大から、早期離職率が高まっていることが喫緊の問題だと言われており、保護をする児童の身体的・心理的ケアの必要性は言うまでもないが、児童相談所の職員の心理的ケアの必要性も存在すると言ってよい。

（5）法律の狭間の場合には

①65歳以上の障碍者への虐待

　高齢者虐待防止法の施行後に障害者虐待防止法が成立したが、65歳以上の障碍者は、いずれの支援対象にもなると考えられる。これらの法律の間に優先劣後の関係はないため、障害所管課と連携の上、被虐待者の状況に応じて各法律の適切と思われる規定により対応することになる（高齢者の状況等に鑑み、障害者支援施設への保護が適当な場合は、障害者虐待防止法を利用する等）。

②養護、被養護の関係にない65歳以上の高齢者への虐待

　高齢者虐待防止法が対象としているのは、「現に養護する者」による虐待のため、そのような関係性がない場合（お互いに自立した65歳以上の夫婦間での暴力等）、高齢者虐待防止法の対象外となり、基本的にはDV防止法や刑法等により対応することになる。しかし、通報があった段階では虐待者が「現に養護する者」であるかどうかの判定が難しい事例もあることから、「養護者による高齢者虐待」事案として事実確認等を行った上で、DV防止法の所管課や関係機関につないでいく等の対応が必要となる。

③医療機関における高齢者への虐待

　医療機関における高齢者への虐待については、高齢者虐待防止法の対象外となっている。仮に医療機関において医療従事者等による高齢者虐

待があった場合には、高齢者虐待防止法ではなく、医療法の規定に基づき、医療機関の開設者、管理者が適正な管理をおこなっているか等について都道府県等が検査をし、不適正な場合には指導等を通じて改善を図ることになる。

医療機関における虐待については、倫理四原則のうち、無危害原則も考慮する必要がある。

④セルフ・ネグレクト

介護・医療サービスの利用を拒否する等により、社会から孤立し、生活行為や心身の健康維持ができなくなっている、いわゆる「セルフ・ネグレクト」状態にある高齢者は、高齢者虐待防止法の対象外となっている。しかしながら、セルフ・ネグレクト状態にある高齢者は、認知症のほか、精神疾患・障害、アルコール関連の問題を有すると思われる者も多く、それまでの生活歴や疾病・障害の理由から、「支援してほしくない」「困っていない」等、市町村や地域包括支援センター等の関与を拒否することもあるので、支援には困難が伴うが、生命、身体に重大な危険が生じるおそれや、ひいては孤立死に至るリスクも抱えている。

必要に応じて高齢者虐待に準じた対応を行えるよう、高齢者の見守りネットワーク等の既存のネットワークや介護保険法に基づく地域ケア会議も有効活用しつつ、セルフ・ネグレクト状態にある高齢者に対応できる関係部署・機関の連携体制を構築することが重要である。

セルフ・ネグレクトは高齢者のみならず、障碍者や難病療養者でも生じる。自死を望んでいる事例も含めて、難病療養者のセルフ・ネグレクトの問題についても深く検討していく必要がある[12]。

⑤65歳未満の者への虐待[13]

高齢者虐待防止法の定義では「高齢者」を65歳以上と定義しているが、65歳未満の者へ虐待が生じている場合も支援が必要である。介護

保険法による地域支援事業の一つとして、市町村には「被保険者に対する虐待の防止及びその早期発見のための事業その他の被保険者の権利擁護のため必要な援助を行う事業」（介護保険法115条の45第2項第2号）が義務づけられており、介護保険法の「被保険者」は65歳以上の者に限られていない。

（6）難病療養者への虐待は？

　ここまで虐待の対象者とその法令の内容について述べてきたが、こと難病療養者への虐待については明確な定義は未だないように思われる。それゆえに、難病療養者で高齢者である人には高齢者虐待防止法が適用され、難病療養者で障碍者でもある人には障害者虐待防止法が適用され、難病療養者で配偶者や恋愛関係にある人から暴力や虐待を受けている人にはDV防止法が適用され、難病療養者である児童には児童虐待防止法が適用されている。

　ただし、難しいのは、難病療養者のすべてが障碍者としての枠には該当しないことである[14]。

3. 被虐待者のサイン[15]

　以下に、虐待を受けている児・者の様子について列挙する。それぞれの虐待を受けている場合にしばしば見られるサインについて確認をして、被虐待者を見つけるチェックリストとして活用してほしい。

12）例えば、閉じ込め症候群となっているALS療養者が自死を望んでいる場合もセルフ・ネグレクトに該当すると思われるが、ここには様々な問題が含まれていることと、事例の個別性が非常に高いため、本書においては十分に論述することが難しい。今後、別の機会に検討を進めていく予定である。

13）日本社会福祉士会，2012.

14）第1章の図1-5（難病療養者と障碍者の図）を参照のこと。

①身体的虐待のサイン

□ 身体に小さな傷が頻繁に見られる。

□ 太ももの内側や上腕部の内側、背中等に傷やみみずばれが見られる。

□ 回復状態が様々に違う傷、あざがある。

□ 頭、顔、頭皮等に傷がある。

□ お尻、手のひら、背中等に火傷や火傷の跡がある。

□ 急に怯えたり、怖がったりする。

□「こわい」「いやだ」と施設や職場へ行きたがらない。

□ 傷やあざの説明のつじつまが合わない。

□ 手をあげると、頭をかばうような恰好をする。

□ 怯えた表情をよくする。急に不安がる、震える。

□ 自分で頭をたたく、突然泣き出すことがよくある。

□ 医師や保健、福祉の担当者に相談するのを躊躇する。

□ 医師や保健、福祉の担当者に話す内容が変化し、つじつまが合わない。

②ネグレクト（放棄・放置）のサイン

□ 身体から異臭がする、汚れがひどい髪、爪が伸びて汚い、皮膚の潰瘍。

□ 部屋から異臭がする、極度に乱雑、ベタベタした感じ、ゴミを放

15）表面上は同意しているように見えても、本心からの同意かどうかを見極める必要がある。ここでは、千葉県ホームページに掲載されている「障害者虐待発見チェックリスト（https://www.pref.chiba.lg.jp/shoufuku/gyakutai/documents/gyakutaibousi.pdf）」（2022年8月8日取得）を一部改変の上、引用した。児童虐待や高齢者虐待、DV、ひいては難病療養者への虐待の早期発見、早期対応についても役立つと思われるため、本章で掲載することとした。

置している。

☐ ずっと同じ服を着ている、汚れたままのシーツ、濡れたままの下着。

☐ 体重が増えない、お菓子しか食べていない、よそではガツガツ食べる。

☐ 過度に空腹を訴える、栄養失調が見て取れる。

☐ 病気やけがをしても家族が受診を拒否、受診を勧めても受診した様子がない。

☐ 学校や職場に出てこない。

☐ 支援者に会いたがらない、話したがらない。

③心理的虐待のサイン

☐ かきむしり、かみつき等、攻撃的な態度が見られる。

☐ 不規則な睡眠、夢にうなされる、眠ることへの恐怖、過度の睡眠等が見られる。

☐ 身体を委縮させる。

☐ 怯える、喚く、泣く、叫ぶ等のパニック症状を起こす。

☐ 食欲の変化が激しい、摂食障がい（過食、拒食）が見られる。

☐ 自傷行為が見られる。

☐ 無気力、あきらめ、なげやりな様子になる、顔の表情がなくなる。

☐ 体重が不自然に増えたり、減ったりする（過食嘔吐、拒食がある）。

④性的虐待のサイン

☐ 不自然な歩き方をする、座位を保つことが困難になる。

☐ 肛門や性器からの出血、傷が見られる。

☐ 性器の痛み、かゆみを訴える。

☐ 急に怯えたり、怖がったりする。

☐ 周囲の人の体に触るようになる。

□ 卑猥な言葉を発するようになる。

□ 人目を避けたがる、一人で部屋にいたがるようになる。

□ 医師や保健、福祉の担当者に相談をするのを躊躇する。

□ 寝られない、不規則な睡眠、夢にうなされる。

□ 性器を自分でよくいじるようになる。

⑤経済的虐待のサイン

□ 資産の保有状況と生活状況との落差が激しい。

□ 日常生活に必要な金銭を渡されていない。

□ 年金や賃金がどう管理されているのか本人が知らない。

□ サービスの利用料や生活費の支払いができない。

□ 働いて賃金を得ているのに貧しい身なりでお金を使っている様子が見られない。

□ 家族が本人の年金を管理し、遊びや生活費に使っているように思える。

4.「虐待」に対しての心理[16]

　人が「虐待」からは目を背ける傾向は、一般的に様々な支援の場で見過ごされる。人は、「虐待」という言葉のもつイメージや「虐待」という言葉の有している意味が重すぎて、「これは虐待ではないかもしれない」「そんなに深刻に捉えなくてもよいのではないか」「正直、こんな大変な事例にかかわるのは面倒」等といった心理状態になることが多い。だか

16）虐待をおこなう加害者の心理については、本章では十分に記載をすることが不可能であるため、あえて記載しないこととする。また、筆者の中で、たとえ虐待やいじめの加害者の側にどのような理由があろうと、虐待やいじめは絶対におこなってはいけないという想いがあるため、あえて記載をしないという理由もある。

らこそ、医療従事者として働く場合や、どのような職種でも相談を受ける場合には、問題を過小評価せずに、最悪の事態も想定して対応することが必要となる。

（1）難病療養者への虐待事例

　以下に難病療養者の虐待について、臨床現場において生じている事例を換骨奪胎した架空事例を記載する。対応も含めて、ほんの少しのサインを見逃さないように万全の注意を払って難病療養者の話を傾聴することや、難病療養者の様子を観察したりアセスメントしたりすることが臨床現場では求められる。

　【神経難病療養者の虐待事例】「　」：クライエントの言葉　『　』：虐待をしている家族の言葉

　「もう自力で歩くのは大変なので、<u>車椅子のレンタルをしたいと</u>思っているのですけれど、それを一緒に暮らしている家族に伝えると、『<u>そんなものを借りると足の筋肉が落ちてしまうだけだ</u>』と言われるんです。でも進行性の難病なのだから、いくらリハビリをしたとしても、もう自力で歩くことはできないとわかっている。歩行器で歩くことすらふらつくので、車椅子があれば、自由に自分の行きたいところにも行くことができるのに……。<u>家の中もめちゃくちゃだし、このままでは寝たきりになって施設に行くことになるまでずっと家から出られない</u>……。」

【神経難病療養者に関するケースカンファレンスでの例】

（家族や支援者から）『この人はもうナースコールとか押すことができないから、設置しなくてもいいですよね。<u>だって身体が動かないし、押せるかどうかもわからないから、もうナースコールは設置しなくてもいいと思うんですよ。</u>』

　この事例内の下線部は、虐待を見つけるちょっとしたサインである。福祉用具や介護用具のレンタルについては、介護保険等の範囲内で安価でおこなうことが可能である。難病療養者が生活に必要な用品は、自己負担も多少はあるが、高額ではなく自己負担が可能であるものが多い。にもかかわらず、難病療養者自身が自由に、そして自分らしく生きるための用具を借りることについて反対するということは、『難病となった家族を外に出すのは恥ずかしい』『自分の管理下に置きたい』といった心理が働いていることが少なくなく、『難病療養者自身を家に閉じ込めたい』と意図的に思っている可能性もある。ひどい場合になると、『早く死んでほしい』『早いところ死んでもらって、保険金や遺産を受け取りたい』等の隠れた狙いがある場合もある。これらはすべて心理的虐待に該当する。

　そして家の中もめちゃくちゃという状態がどの程度であるかについては、話を傾聴する中で確認をする必要がある。足の踏み場がない状態なのか、ごみも出されていない状態、つまりごみ屋敷と化しているのか、それとも難病療養者自身が非常にきれい好きで少し散らかっているだけでも家の中がめちゃくちゃと言っているだけなのか等、どの程度「めちゃくちゃ」なのかを具体的に知る必要がある。適切で衛生的な療養環境が提供されず、かつ身体的なケア等もなされていないのであれば、そ

れはネグレクトに該当する。

　事例内の「寝たきりになって施設に行くことになるまでずっと家から出られない」という言葉には、難病療養者の自由が奪われている状態が暗に示されている。どのような状態で家から出ることが不可能となっているのか、足が悪いのにエレベーターのないアパートに居住していて、階段を自力で降りることが難しいがゆえに家から自由に出られない場合でも、軟禁状態であると認識することが可能であり、難病療養者の自律尊重ができていないと考えることが可能である。

（2）難病療養者の虐待事例への対応

　先述のような事例の場合には、相談を受けている場所の職員や関係者[17]間で情報共有をしておくことが大事である。そして記録を正確にとっておくこと、難病療養者の自宅に入ることができる訪問看護ステーションや社会福祉事務所、市役所や警察等の相談窓口等との連携をとることが必須である。それだけではなく、難病療養者に、この場合は虐待と認識されてもおかしくないということを伝えることも同時進行で大事なことである。1回のみの相談で、難病療養者が自分の状況について理解することは難しいが、相談を重ね、折にふれ、虐待の可能性があるから警察に相談をするよう伝える必要がある。虐待の状況がひどい場合や生命の危機が迫っている場合には、警察に通報する義務が発生するので、相談を受ける組織内で十分に検討して対応することが必要である。

17）ケアマネージャーは虐待事例を報告する義務がある。だからこそケアマネージャーに情報提供をすることによって、ケアマネージャーに虐待事例のマニュアルに沿って対応してもらうことも必要となる。

▶ Main Points
□ 難病療養者への虐待について理解した。
□ 虐待をめぐる実情について理解した。
□ 虐待が生じる環境や状況について大まかに理解した。
□ 難病療養者の生活に生じてくることについて理解した。
□ 様々な種類の虐待について十分に理解した。
□ 様々な虐待を受けている人が発しているサインについて十分に理解した。

▶本章の内容について、より深めるための推薦図書

小西聖子（2001）．ドメスティック・バイオレンス　白水社
小西聖子（2006）．犯罪被害者の心の傷　白水社
岡野憲一郎（2006）．脳科学と心の臨床──心理療法家・カウンセラーのために　岩崎学術出版社
岡野憲一郎（2009）．新外傷性精神障害──トラウマ理論を越えて　岩崎学術出版社
岡野憲一郎（2022）．解離性障害と他者性──別人格との出会いと対話　岩崎学術出版社

▶引用・参考文献

千葉県．障害者虐待発見チェックリスト　https://www.pref.chiba.lg.jp/shoufuku/gyakutai/documents/gyakutaibousi.pdf（2022 年 8 月 7 日取得）
厚生労働省．児童虐待防止対策　https://www.mhlw.go.jp/stf/seisakunitsuite/bunya/kodomo/kodomo_kosodate/dv/index.html（2022 年 8 月 7 日取得）
厚生労働省．子ども虐待対応の手引き　https://www.mhlw.go.jp/bunya/kodomo/dv12/00.html（2022 年 8 月 7 日取得）
厚生労働省．高齢者虐待防止の基本　https://www.mhlw.go.jp/file/06-Seisakujouhou-12300000-Roukenkyoku/1.pdf（2022 年 8 月 7 日取得）
厚生労働省．障害者虐待の防止、障害者の養護者に対する支援等に関する法律について　https://www.mhlw.go.jp/stf/seisakunitsuite/bunya/hukushi_kaigo/shougaishahukushi/gyakutaiboushi/index.html（2022 年 8 月 7 日取得）
厚生労働省．障害者虐待の防止、障害者の養護者に対する支援等に関する法律の概要　https://www.mhlw.go.jp/file/06-Seisakujouhou-12200000-Shakaiengokyokush

ougaihokenfukushibu/0000129721.pdf（2022年8月7日取得）

共同通信（2022）．難病職員に「どうせ死ぬ」と暴言　神戸市水道局、5人停職
（2022年4月19日付）

京都新聞（2021）．筋ジス病棟で「虐待」3割超　ナースコール無視、入浴で異性
介助　障害当事者ら全国調査（2021年10月17日付）

日本社会福祉士会（2012）．市町村・都道府県のための養介護施設従事者等によ
る高齢者虐待対応の手引き　中央法規

下林慶史（2021）．「筋ジス病棟の未来を考えるプロジェクト病棟実態調査」記者
会見の報告　https://www.dpi-japan.org/blog/workinggroup/community/kyoto1102/
（2022年8月8日取得）

心理臨床実践
絵本を用いた支援

Keywords

絵本、難病カウンセリング、手触り、イメージの具現化

　これまで、難病療養者の「語り」について本書では示してきた。本章では、難病療養者の全人的な「こころ」をイメージとして「1本の木」で表現し、難病療養者の告知時からの心理的ケアを目指した心理臨床実践について紹介する。

1. 絵本『難病と診断されたあなたへ』の生まれたきっかけ

（1）伝統的なカウンセリングからの発展

　臨床心理学が生まれてから100年、クライエントが心理療法を受けるためには、臨床心理士もしくは精神科医のいるカウンセリングルームへ自らの足でおもむく必要があった。カウンセリングに自らの足でおもむくことによって、その場へ向かう道中で様々な物思いにふけることができる。また、自分の人生の中での時間を捻出して苦労してカウンセリングに向かうことによって、その50分というカウンセリングの時間を有意義に使おうという決心や覚悟が生まれるという意味もある。安全で護

られた場において臨床心理士が真摯に向かい合うことによって、自分一人ではなしえることが困難なこころの深い部分まで、丁寧に光を当てていくことが可能となる。そして、毎回、カウンセリングが終わったあと、自宅まで長い道のりをまた物思いにふけり、余韻に浸りながら帰っていく。かけがえのない存在である難病療養者自身が、本当の意味で自分らしく生きることができるためにカウンセリングは存在する。

　カウンセリングは、自分の足でその場に通うことができる人が受けることができるものであった。「病いを患い、死に瀕している人はどうするのか。病いを患い、自らの足でカウンセリングにおもむくことのできない人はどうするのか」という疑問に対しての答えの一つとして出てきた対応が「難病カウンセリング」である。「もちろん、臨床心理士と一緒にこころの作業をおこなう伝統的な形でのカウンセリングでの道のりも大切だが、現実的に難しい場合には、どうしたらよいか」「ベッドサイドに訪問ができたら」という気持ちもあり、筆者は仲間の協力のもと、訪問による難病カウンセリングも開始した。

(2) 難病カウンセリング[1] とは

　難病カウンセリングとは、難病療養者に対して、臨床心理士が継続して臨床心理面接をおこなうことである。筆者は、ユング (C. G. Jung) の分析心理学やロジャーズのクライエント中心療法をオリエンテーションとしているため、これらの心理療法の方法を用いた。

①難病カウンセリングをおこなう空間

　長期の入院療養をおこなっている難病療養者への訪問は、病室もしくは病棟内の個室となり、この場合には、難病カウンセリングを希望する

---

1) 鎌田（2020）のほか、第27回日本難病看護学会学術集会でのシンポジウムで報告した内容や『難病と在宅ケア』（2023年1月号）に掲載された内容も一部記載している。

難病療養者本人だけではなく病院の医療従事者の理解と協力が欠かせない。他の検査やリハビリの時間との兼ね合いの調整等、入院中のスケジュールに難病カウンセリングを組み込んでもらう。多忙を極める病棟内で一つの活動をスケジュールに組み込む病棟スタッフの労力を忘れてはならない。ただ、その労力を使ってでも、難病療養者のこころのケアが必須であると意識的にも無意識的にも医療従事者は知っているからこそ、難病カウンセリングを実施できる場が設けられている。

　難病療養者の身体の状態と身体への負担を考慮し、杖や歩行器を使用している難病療養者が座りやすいような空間を用意する。また、車椅子を使用している難病療養者が車椅子に座ったまま難病カウンセリングをおこなうことができるようにする。対面での実施の場合には、机を挟んで180度対面となるか、机の角を挟んで90度の場所に位置して[2]おこなう。

　病室でプライバシーが保たれる場合には、難病療養者は自室のベッドに横臥した状態で、話をする際に楽な角度まで（人によっては30～45度の角度まで）ベッドを起こし、話をする。

　感染症の予防のためにオンラインツール（Zoom）を使用した難病カウンセリングをおこなうこともある。この場合には、難病療養者は自宅の自室もしくは入院中の個室から、臨床心理士は相談室からおこなう。

②難病カウンセリングの時間

　毎週1回、基本的には50分である。これは伝統的な心理療法の時間の枠に則っている。ただし、一般的な心理療法とは異なり、病気の進行度合いと病気の種類によっては、難病療養者の身体状態と心理状態を考慮

---

2) 新型コロナウイルス感染症の予防のために、アクリル板の使用や、空間の使用前後に部屋の細部にわたってアルコール消毒をおこなうことが必須事項であり、マスクはきちんと着用してもらう方法をとっている（2022年12月現在）。

し、時間を短縮することもある。また、難病を抱えての就労には様々な制約があり、仕事と精神的な健康の保持のために30分という短い時間で実施する場合もあるが、基本的には時間枠は体調に応じて初回に相談した上で設定し、その後は時間枠は保持するように心がける。

③難病カウンセリングでの留意点

　難病カウンセリングをおこなう際に、基本的な疾患の知識を有しておくことに加えて、第2章で示した「自己決定までのフローチャート」についてあらかじめ理解しておくとよい。また、病気の進行によって意思伝達能力を奪われることが多いことも難病療養者の特徴の一つである。告知時には会話が可能であったとしても、継続した難病カウンセリングをおこなう中で、言語障害や、気管切開しTPPV（侵襲的人工呼吸器）装着のために会話不能になったり、四肢麻痺、四肢脱力のために筆談やチャットも不可能になったり、意思の伝達が極めて困難になる場合もある。このような場合には、難病療養者自身が非常につらい状況であると同時にその家族や支援者もまた難病療養者の理解に四苦八苦し、相互に苛立ち葛藤する。また、難病療養者の実存的問題は、孤独、生きることの意味、自由の問題である。治療法が確立していない病気であることから、期待をもたせるような安易な慰めは、かえって無責任である。安易な声かけはせずに、目の前の現実の問題の解決に誠実に努めることも大切である。難病療養者自身の想いを尊重し、家族や支援者との幸福で円滑な関係を保つことができるよう臨床心理士はそばに寄り添い続ける。

　難病カウンセリングをおこなう際に筆者が大切にしていることは、スーパーヴィジョンを受けることと、コンサルテーションを受けることである。また、筆者自身の中に内在化したスーパーヴァイザーとの対話を大事にする時間を設けることである。

④難病カウンセリングの役割

難病カウンセリングにおいて臨床心理士は、難病療養者の鏡となる役割を果たす。そして、難病を抱えて生きることになった人生をどのように生きるかを、難病療養者自身の真実の想いに沿って、映し出す役割として、そばにい続ける。難病療養者の声にならない声に耳を傾けていく姿勢も問われる。

基本的に、本書執筆時点において、難病カウンセリングは、難病療養者本人と臨床心理士との2人のみでおこなわれ、難病療養者の家族が同席することはない。いわゆる家族療法までは実施されていないのが現状である。もしかすると、今後、難病カウンセリングが進んでいく中で、家族療法として難病カウンセリングの一形態を作っていくということになるかもしれないが、そもそも家族への配慮がゆえに、自分の真の想いを隠してしまう難病療養者にとっては、家族療法の形態よりも、一対一の心理療法の面接形態を維持したほうが適切であると考えている。

（3）絵本を用いた、こころのケア

新型コロナウイルス感染症の影響を受け、一時、難病カウンセリングを対面でできなくなったことにより、オンラインでの難病カウンセリングもおこなうようになったが、難病カウンセリングをおこなう臨床心理士も限られており、すべての難病療養者と会うことは難しい状況となった。「どうしたら、できるだけ多くの難病療養者の心理的ケアができるだろうか」と考え、方法を探った。

感染防止のために開架図書が貸出禁止となり、難病療養者が生きていくために必要な知識を得るための書物が、感染を広げるものへと、つまり脅威へと変貌したことは、難病療養者へマイナスの影響を与えたため、貸出ではなく、難病療養者の手元に届き、そばにい続ける「何か」を探した。

そこで思いついたことは、人はイメージによって共感する生き物であ

るため、難病療養者に寄り添って、まるでそばに臨床心理士がいるように、そして臨床心理士と一緒に自分のこころの中を旅しているように感じられる、そのような絵本があったらよいのではないかということである。難病療養者が自宅で過ごす時間が多いコロナ禍において、「難病療養者が、臨床心理士と対面せずとも、静かに（自分と）向き合う時間を作ることができれば」という想い、そして、「手に取った方が、臨床心理士とカウンセリングをしているときのような気持ちになって、療養者自身が自分の想いや願いがどのようなものかを見つけることができれば」という想いから、絵本『難病と診断されたあなたへ』が生まれた。

2. 絵本『難病と診断されたあなたへ』

（1）絵本のイメージの作成

　こころのケアを最も必要とする時期[3]である、告知直後の難病療養者へのこころのケアおよび自己決定までの心理状態を考えて、難病療養者の自己像を表す木のイメージを作成した。

　見開きで真っ白なページも入れ、一度、自分というものを振り返る瞬間も作った。筆者が木のイメージを描き、それをイラストレーターに依頼し、再構成した。以下、筆者のラフ画と実際の絵本になったイラスト[4]とを併記することによって、絵本が生み出されていった過程について見てほしい。そして、何よりも、筆者の目を通して見た難病療養者のこころをイメージしながら、絵を見てほしい。

3）絵や文章だけではなく、絵本の手触りも、その人の心理状態へ与える影響は大きいと考え、手触りもやさしいものにし、安心感を与えるようにした。

4）本書では白黒だが、絵本の実物は無料で配布され、デジタルブックとしても閲覧可能なので、ぜひそれらをご覧いただきたい。

(2) 診断未確定期から告知直後期

　臨床心理学において、描かれた木は、一人の人間のこころの状態を表すと考えられている。絵本では、これまで生きてきた難病療養者のこころを1本の木として表し、話を進めてみた（図11-1）。

　表紙の木の葉には、虹色の光が映り込んでいる（図11-2）。これまでの人生の中での悲喜こもごもの出来事を表現している。喜怒哀楽、様々な感情が交錯する経験が難病療養者自身を作り上げてきたように見える。

　その中でも、身体についての違和感なく走り続けてきた状態は、青々と茂った立派な木のような状態である。太陽の光を含み込んだ青空で、周囲からの支えがあることや良好な関係が構築されている環境を表した。

　そして自分なりに一生懸命に人生を歩んできた療養者が、身体の不調を感じる様子については、身体の不調は療養者の気がつかないところで進んでいたため、木自体ではなく、木の立っている足元に暗い影を落としてみた（図11-3a）。身体の不調については「気のせいか」と思う程度なので、木自身やその周りの空は明るくなっており、不安の種が芽を出していたことについてはあまり気づいていない（図11-3a、図11-3b）。

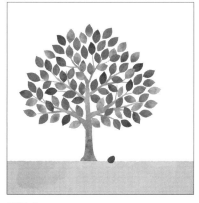

図11-1

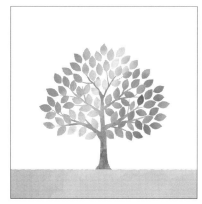

図11-2

身体の不調は絵本の中では、不安という名の種（図11-1、図11-3a、図11-3b）として描いてみた。身体の不調は明確な恐怖とは異なり、漠然とした嫌な感覚であり、不安なものだからである。しかも、難病は診断がつくまで非常に長い時間がかかるため、身体の不調が続く中、療養者は「実はこれは気のせいではないだろうか」「ストレスから生じているのだから自分が精神的に弱いだけかもしれない」といった自分自身のこころへの不信を感じてしまうこともあるからであり、また「身体的ではなく心理的な要因から不調が起こっているのかもしれない」と身体面での要

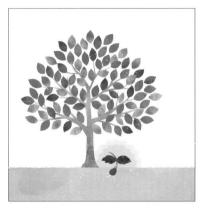

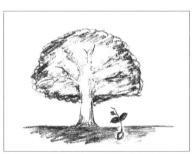

図11-3a

図11-3b

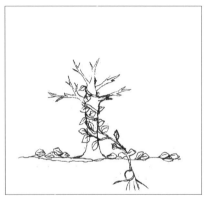

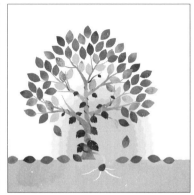

図11-4a

図11-4b

因をあえて見ないようにしてしまうこともあるからである。ただ、人間
は不安なことがあると、これまで信頼していたことに対しても疑念を抱
いてしまいがちである。このように、芽を出した一粒の不安という名の
種が大きく育ってしまい、療養者自身を不安で絡め取っていく様子を描
いてみた（図11-4a、図11-4b）。

　難病療養者は「自分の不調は一体何なのだろうか」と思いながら日々
を過ごし、難病という診断をもらった難病療養者は、衝撃の真っただ中
にいる。今まで自分が思い描いていた将来が一瞬で消え去ったと感じて
いる状態である。頭の中が真っ白になり、「もう治らない」と絶望感に
打ちひしがれている。支えとなってくれた人の言葉も、療養者には素直
に届かず、「未来はもうない」と暗澹たる気持ちになっている。確定診
断を受けたとき、難病の診断は、療養者のこころに大きな衝撃を与える。
身体の調子が悪く、疲弊しきったこころに、さらなる打撃が加わるのだ
と言ってよい。大きすぎる衝撃である。しかし、なんとかその衝撃で倒
れずに、踏ん張らねばならない。

　元気だった木は葉を落とし、枯れ木のようになっている。枯れ木のよ
うになっているが、木自体は倒れずにそこに立っている（図11-4a、図11-

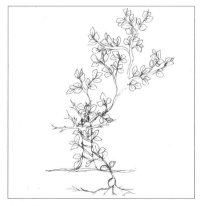

図11-5a

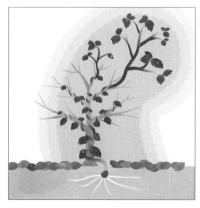

図11-5b

5a、図11-5b）。それでも立ち続けていることが重要で、「生きるとは、どのようなことか」について、筆者のイメージを描いてみた。

つるを伸ばし大きく茂った不安の種は、難病療養者自身を温かく照らしていた周囲の人からの愛情（この絵本では光）をさえぎってしまっているように見える（図11-5a、図11-5b）。素直に相手の愛情を受け入れることができなくなっていると言ってよい。不安のつると葉がこんなに大きく茂ってしまったら、療養者自身がそれに倒されないようにするために精いっぱいである。「なぜ、自分が難病にならねばならないのか」という世界に対する怒りを感じ、難病でない人を恨み、健康な身体に嫉妬し、「誰かれ構わず攻撃したくなる」ことも当然生じてくる。また難病療養者も、自分自身がネガティブな気持ちになっていることに嫌気がさす場合もある。

本当にその診断が正しいのか信じられない気持ちも生じてくる。「これは夢なのかもしれない」「検査結果が間違っていただけかも」「ちょっと、具合が悪いだけかも」と、すべてに疑心暗鬼になることもある。

そのようなときは、その確定診断はどのようにして得られたかを確認し、整理することが必要である[5]。また、「確定診断を取り消すためには、どのような方法をとればいいか」と悩んだりすることもある。「少し休養する時間をとれば元に戻るのでは」「どのような手法をとれば健康が手に入るのか」と思い、高額な健康食品に手を出したりしたくなることも多々ある。甘い言葉をささやくモノにだまされてしまう時期でもある。だからこそ、適切な医療を受けることができるように、医療従事者と協力して正確な情報を手に入れていくことが第一のステップとして重要である。

何事においても、やる気がなくなったり、食欲が低下したり、過食、

5）このとき、第2章に掲載した「自己決定までのフローチャート」が役に立つ。

不眠、過眠といった症状が出る場合もある。「もう何もしたくない」「すべてを投げ出したい」「死んでしまいたい」と、落ち込んだ状態になることも当然である。このようなときには無理して活動をしないほうがよい。

　難病療養者がゆっくり休むことができる環境を整えること、そして、難病療養者自身が「自分には少し休養が必要である」と認識できるようなかかわりを周囲の人はしていきたい。

　十分に休養がとれると、「何も話をしたくない」状態から、「周囲の人に、話をしてみようかな」という気持ちになるからである。素直に難病療養者が自分の気持ちを伝えることができるよう、これまで述べてきたこころの様子や過程があることを頭に入れておき、支援者は、真摯に、かつ素直に耳を傾けられることが望ましい。

　難病療養者から最初に出てくる言葉は、哀しみ、怒り、恨み、妬みの言葉かもしれない。しかし難病療養者自身は、「ネガティブな言葉は言いたくないな」と思ったり、「言葉で伝えることはたいへんだ」と思ったりすることも当然ある。そして、支援者の聴き手も、ネガティブな言葉は聴きたくないと思ってしまうことも当然ある。そのような状態であれば、絵を描くことで表現をし、またその描かれた絵に寄り添ってもよい。詩で表現をすることがぴったりであると想うのであれば、詩を詠んでもよく、その難病療養者の在り方に支援者は寄り添えばよい。療養者自身の気持ちや状況をぴったりと表現をしているような歌や、ぴったりと表現されていなくても理由がわからなくても「今の自分が歌いたい」と思うような歌を歌ってもよい。嘘偽りない難病療養者自身の想いを、まずは言葉に出してみることがこの時期にはどうしても必要なのである。そして、大事なことは、それらの表現を悪意のない人が受け止め寄り添うことなのである。

　そうすると、ほとんど枯れかかっていた、難病療養者自身という木は、だんだんと本来の生命力を取り戻し、新芽を出す（図11-6a、図11-6b）。

依然、不安のつるや葉は大きく育っているが、療養者自身が周りの人の温かさに再度気づくと同時に、徐々に不安のつるは消え去っていく（図11-6b）。療養者は、少し冷静になり、「自暴自棄になりたくなる気持ち」に打ち勝ち、病状や現状に少しは納得することができるようになるのもこの時期である。

　現在の状況について前向きな意味で、諦めることは諦め、症状に合わせてできる形や可能な形に生活を変化させていく必要がある。難病を抱えて生きることはとても不幸で悲しいことかもしれない。しかし、難病療養者以外の人も、一見、健康に見えるような人も、口に出さないだけで各種の苦労や悲劇を抱えて生きていることを忘れてはならない。外から見ると皆幸せそうに見えることは事実である。それぞれが哀しみを抱えながら、それでもできることをおこない、前を向いて生きている。そして、支え合える部分で支え合っている。このようなことを伝えたくて、絵を描いてみた。

　難病療養者自身という木の周りには、それぞれの人（難病療養者だけではなく、一見健常に見えるような人たち）がそれぞれの形の木として一生懸命に立っている（図11-7）。距離感も様々である。

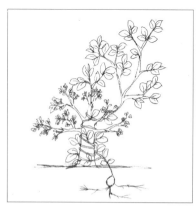

図11-6a

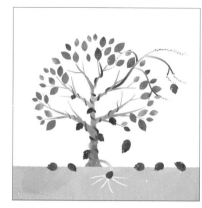

図11-6b

　どうか、共に歩んでいけるよう、支援者としての自分も療養者も、お互いを大事にしてほしい。誰もが、それぞれのペースでよいので、ゆっくりと、しかし丁寧に着実に歩んでいこうと思い、実行することが大事である（図11-7）。

　「自分らしい人生とは何か」を探す際には、「自分にとって、自分らしい人生とはどのようなものか」をまずはぼんやりとイメージしてみることがよいのではないだろうか。次に、「自分の周りにいる人との付き合い方」について考えて書き出してみるのもよい。難病を抱えて生きることになった場合、「誰かのせいにしたくなる気持ち」も当然生じてくる。しかし、本当に誰かのせいなのだろうか。もちろん、自分自身のせいではない。誰のせいでもない。しかし、誰かのせいにしたくなる自分を、まずは自分で認めてあげることがスタートであると思う。

　そこからが難病や病いを抱えていても自分らしい第2の人生の始まりである。誰もが、自分が一人ではないことを感じ取ってみようとすることが第一歩なのである（図11-8）。筆者も共に歩いていきたい。

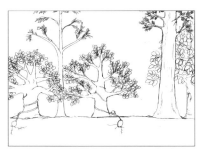

図11-7

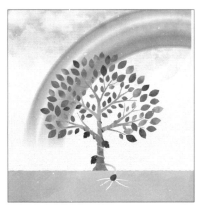

図11-8

3. 絵本の作成を終えて

　難病療養者への支援において、難病療養者の真実の想いは、周囲の支援者らの想いが覆いかぶさり、見えなくなってしまうことがある。ここでは、心理臨床実践の一つとして絵本を作成した想いを述べた。絵本というものは、何の解釈もなく、何の正解もなく、自由にイメージをふくらませて、自由に読むことができることが「良さ」である。人はイメージによって共感する存在だと思う。素直にこれらの絵（イメージ）にこころを寄せて、自分は一人ではないと気づいていただけたら幸いである。

▶ Main Points
□ 新型コロナウイルス感染症が難病カウンセリングへ与えた影響を理解した。
□ 絵本の絵をじっくり見て、自分なりにいろいろな考えが浮かんだ。
□ 絵本を手に取ってみたいと思った。

▶本章の内容について、より深めるための推薦図書
河合隼雄・松居直・柳田邦男（2001）．絵本の力　岩波書店
また、書店や図書館で、「惹かれるな」「なんか素敵だな」と思う絵本は何でも。

▶引用・参考文献
鎌田依里（2020）．群馬県難病相談支援センターにおける臨床心理士（公認心理師）による難病カウンセリング──日本で初めての訪問難病カウンセリング　全国難病センター研究会第34回研究大会
鎌田依里（監修）（2022）．難病と診断されたあなたへ　群馬県難病相談支援センター

　　付記）絵本『難病と診断されたあなたへ』は、群馬県難病相談支援センターで、無料で配布されている。また、同センターのホームページ（https://nanbyou.med.gunma-u.ac.jp/oshirase/ehon/）で、デジタルブックが無料で閲覧可能となっている。使用する際には、同センターに連絡をするとともに、出典を明記すること。

諸外国における難病対策

　日本における難病療養者への支援だけではなく、諸外国における難病療養者への支援についても概観することにより、幅広い視点をもって多角的に難病療養者を取り巻く状況について知っておくことが重要である。諸外国での治験等についての最新の動向[1]は、随時更新されるため、必要に応じて各自調べてほしい。

　ここでは特に、難病対策の先進国であるEU（欧州連合）とアメリカについて記載した。また、日本と同じアジア圏においては、シンガポールが最も早く法整備をおこない、シンガポールに次いで台湾が法整備をおこなったので、ここで取り上げた。

---

1) アメリカにおける治験については、国立医学図書館のサイト「ClinicalTrials.gov（https://clinicaltrials.gov/）」で見つけることができる（2022年9月18日取得）。例えば、ALSについての知見を調べたい際には、Find studyでALSと入れて検索をすると最新の情報を得ることが可能となる。

1. 諸外国における難病に関する法律

アメリカ		EU（欧州連合）	台湾	シンガポール
	1980年初期 難病療養者の家族による政府への希少医薬品開発を求めた運動			
1983年 希少疾病医薬品法 （Orphan Drug Act）				
	1993年 国立衛生研究所（National Institute of Health)内に、難病に特化した研究の推進支援を目的とする希少疾患研究対策室(Office of Rare Diseases Research)設置			
				1996年 医療における事前指示法（Advance Medical Directive Act）
		1997年 難病に関する情報提供サイト「Orphanet」開設		
		1999年 オーファンドラッグ規則		
			2000年 安寧緩和医療法	
2002年 希少疾患対策法 （Rare Diseases Act of 2002）				
		2009年 欧州連合理事会勧告		
			2016年1月 病人自主権利法	

2. 各国の希少疾患の定義と特色

	希少疾患の定義	希少疾患対策の特色
アメリカ	○患者数20万人未満 ○約6,800疾患 ○治療法が未確立	▶原因究明／治療法の開発に主眼を置く ▶遺伝子情報のデータベース化 ▶臨床データとのリンクの整備
EU (欧州連合)	○発症率：人口10万人あたり 　0.5人未満 ○約7,000疾患	(背景) ▶7,000種類の難病のほとんどが遺伝子欠損を主要因とする ▶周産期や環境汚染が要因であるとの考え ▶初期診断時のスクリーニングやその後の処置がQOLの向上や延命につながるとされる (方針) ▶方針①：難病に対する認識と知名度の改善 　方針②：EU加盟国それぞれの国家プラン支援 　方針③：ヨーロッパ全体での協調と連携の強化
台湾		▶難病研究の促進 ▶難病療養者のこころのケアを含めた人権保護 ▶生活向上を目指す活動（医療情報提供、経済補助、奨学金、就学補助、カウンセリング 等） ▶新生児スクリーニング制度

3. 各国の医療制度

医療制度の一例

アメリカ 🇺🇸

(1) 公的医療保険 (Public Health Insurance)
メディケア (Medicare)：「65歳以上の高齢者」「**65歳未満の身体障碍をもつ者**」
「65歳未満の透析や移植を必要とする重度の腎臓障碍をもつ者」を対象
メディケイド (Medicaid)：「低所得者」を対象
児童医療保険プログラム (Children's Health Insurance Program: CHIP)
退役軍人が加入できる保険制度 (Veterans Health Administration：VHA)

(2) 民間医療保険 (Private Health Care Coverage)
プラチナ
ゴールド
シルバー ── グレードによって保険の内容、自己負担額が異なる
ブロンズ

※ウェルネスベネフィット：企業が従業員に対して給与以外に提供する追加給付
　主たる目的：保険使用に伴う翌年度の保険料上昇を抑えるために従業員の健
　康を促進すること
　在宅勤務など通常時と異なる働き方に対応する中で抱えるストレスを軽減
　することも

イギリス 🇬🇧

○医療費：財源は一般租税+国民保険料
　受診時原則**無料**（外来・入院診療：自己負担なし）
▶**希少疾患療養者に対する医療費軽減制度**
○**医学的除外認定証** (Medical Exemption Certificate:MedEx) の発行
　薬剤処方料の自己負担分が免除

フランス 🇫🇷

○医療費：財源は保険料+目的税で償還払い
　自己負担分に対する保険（補保険）を併用することが一般的
▶**希少疾患療養者に対する医療費軽減制度**
○特定重症慢性疾患の指定
○医療費の自己負担分の免除
○公的補足保険の提供

ドイツ

○医療費：財源は保険料で定額負担
　支払い上限あり
▶**希少疾患療養者に対する医療費軽減制度**
○年間療養者負担額の上限：世帯の年間所得の1%

スウェーデン

○医療費：財源は一般税
　一定の負担以上は無料
▶**希少疾患療養者に対する医療費軽減制度**
○（難病に限らず）長期あるいは重篤な疾病の場合は薬剤費が無料

　各国の歴史的背景も医療制度には反映されている。医療制度を概観することによって、各国における難病療養者の置かれている状況について思いを巡らせることができるだろう。

▶引用・参考文献

林謙治（2010）．今後の難病対策研究のあり方を考える──先進国における希少疾患対策の動向　平成22年度厚生労働科学研究難治性疾患克服研究事業「今後の難病対策のあり方に関する研究」資料

日本貿易振興機構（ジェトロ）海外調査部 米州課（2021）．米国における医療保険制度の概要

鍾宜錚（2013）．台湾における終末期医療の議論と「自然死」の法制化──終末期退院の慣行から安寧緩和医療法へ　生命倫理，23（1），115-124.

鍾宜錚（2017）．台湾における終末期医療の議論と「善終」の法制化──「安寧緩和医療法」から「病人自主権利法」へ　生命倫理，27（1），113-121.

索引

おわりに

　本書の執筆を終え、想うことは、いろいろな人に支えられながら、自分たちは生きているのだということでした。本書を執筆するにあたり、家族にはたくさんのフォローをしてもらいました。感謝するばかりです。また、内容について精査するために各種専門家にもご助言をいただきました。こころより御礼申し上げます。特に、長年にわたって難病療養者への支援に努めておられます川尻洋美氏にはこの場を借りて厚く御礼申し上げます。倫理的側面に関して、杉本俊介先生（慶應義塾大学）から御助言いただいたことについても深く御礼申し上げます。また、本書出版に際して、多大なるご尽力をいただいた創元社の柏原隆宏氏に心より御礼申し上げます。

　臨床活動をおこなう中での自分の感じていたことや想いや疑問等が、書き進めていく中で徐々に明確になっていく感覚がありました。本書の内容を文字にしてみてよかったと本当に思います。これまでにかかわった多くの難病療養者の生き様について、たくさんの時間を費やし、繰り返し想いを巡らせました。これまでに出会ったすべての人からの影響があり、本書ができあがったのだと実感しています。

　また、本書に掲載された内容は、考えていることの一部なのだとも改めて感じました。今回は特に臨床心理学と生命倫理の分野から検討を進める中で、用語の使い方や思考方法がそれぞれの間で異なることを理解しました。今回の執筆を通した体験から、難病療養者を取り巻く専門職の違いによって視点やアプローチ方法が異なることを改めて実感し、多職種連携の必要性や重要性を再度認識させられることになりました。

　「いのちの選択」を迫られたとき、「いのち」をどのように扱い、どのようなところに焦点を当て、論を進めるか等について、心理臨床家と倫

理学者とは、考えるプロセスが異なります。倫理学者は、思考実験や類似例を用いて、いのちの選択に関する倫理的に重要な問題点を明らかにするアプローチをとります。それに対して、心理臨床家は、病いをもって生きる人の「語り」に焦点を当て、語りだけではなくその背後にある想いや、家族や集団の力動に目を向けて、そばにい続けるアプローチをとります。どちらが正しいということはありません。いずれも、真実に向き合うようにして、人間に真摯に寄り添い、誠実にかかわることの大切さを示していると思います。

　本書は、筆者らのこれまでの臨床活動および研究活動において疑問に思ったこと、考えたこと等についての考察を深めた内容をもとに記載をしています。したがって、すべての難病療養者について網羅しているわけではなく、難病の種類やその生活状況等についても、多種多様であることは十分に理解をした上で、執筆を進めてきたことをここに記します。

　今後、本書についての感想なども踏まえて、よりよい支援をおこなうことができるように、さらなるまとめや考察を別の著作でおこなっていく予定です。また、医学の専門家や難病療養者、あるいは難病療養者の家族や支援者等、幅広くご意見をいただき、日々研鑽を積み、学んでいく所存です。温かく見守っていただけますと幸甚です。

　本書を手に取ってくださったすべての人が、穏やかで平和にすごせますよう、心より祈っています。

本書についてのご感想やご意見をお寄せください。

▶メールアドレス：nanbyou.kokoro@gmail.com

▶アンケートフォーム：

【著者紹介】

鎌田依里（かまだ・えり）
はじめに・第1章〜第4章・第8章〜第10章・付章・資料・おわりに

1981年生まれ。京都大学大学院教育学研究科博士後期課程単位取得満期退学。臨床心理士、公認心理師。愛知県女性相談センター、愛知県小牧市教育委員会、国立病院機構名古屋医療センター等での勤務を経て、現在、群馬パース大学医療技術学部／教養部助教。専門は臨床心理学。研究テーマは難病療養者への心理的な支援。著書『難病と診断されたあなたへ』（監修、群馬県難病相談支援センター，2022）、論文「初期訓練中に受けたスーパーヴィジョンが与え続ける影響」（心理臨床スーパーヴィジョン学，2022）、「コロナ禍における心理臨床特集『死なないはずの病いが、死ぬかもしれない病いへと変貌した、今』を生き抜くために──難治性疾患療養者支援の現場より」（心理臨床スーパーヴィジョン学，2021）、「慢性の病いを抱えて生きるひとの羨望に目を向け、かかわる意味」（京都大学大学院教育学研究科紀要，2019）など。2012年より沖縄県難病相談支援センター会報誌アンビシャスに「こころの現場から」を毎月連載。

峯村優一（みねむら・ゆういち）
第4章〜第7章・おわりに

1973年生まれ。ニューヨーク州立大学バッファロー校人文科学部哲学科博士課程修了。哲学博士。京都府立医科大学博士研究員としての勤務を経て、現在、群馬パース大学医療技術学部／教養部講師。専門は倫理学、哲学。生命倫理、研究倫理の研究を行っている。論文「Measuring the Organizational Environment: The Analysis of the Survey of Organizational Research Climate」（*Journal of Philosophy and Ethics in Health Care and Medicine*, 2022）、「倫理的な意思決定とセンスメイキングの戦略」（京都府立医科大学教養教育論文集フマーナ，2020）、「リーン・ラダー・ベイカーの構成説における人間の概念分析」（医学哲学・医学倫理，2016）、「米国における脳死論争の実体概念の分析」（生命倫理，2014）など。

難病療養者のこころ
心理臨床と生命倫理の視点から

2023年2月20日　第1版第1刷発行

著　者――鎌田依里
　　　　　峯村優一
発行者――矢部敬一
発行所――株式会社 創元社
〈本　社〉
〒541-0047 大阪市中央区淡路町4-3-6
TEL.06-6231-9010（代）　FAX.06-6233-3111（代）
〈東京支店〉
〒101-0051 東京都千代田区神田神保町1-2 田辺ビル
TEL.03-6811-0662（代）
https://www.sogensha.co.jp/
印刷所――株式会社 太洋社

©2023, Printed in Japan ISBN978-4-422-11789-8 C3011
〈検印廃止〉
落丁・乱丁のときはお取り替えいたします。

装丁・本文デザイン　長井究衡